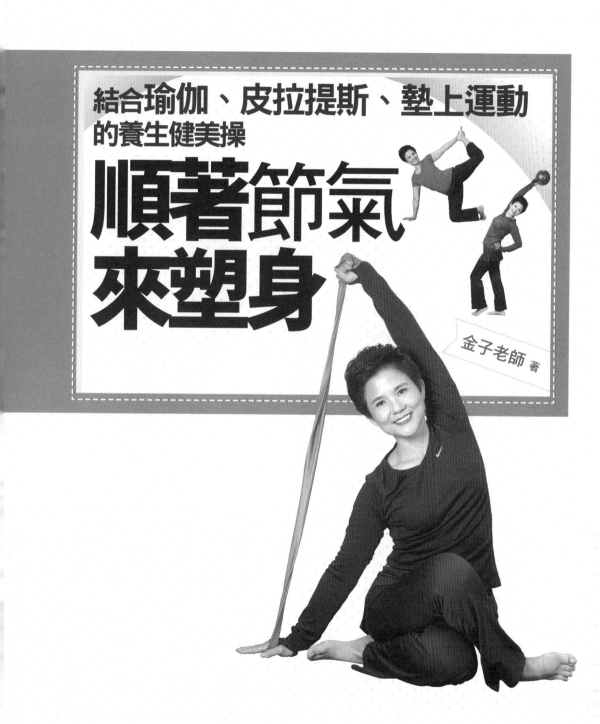

結合瑜伽、皮拉提斯、墊上運動
的養生健美操

順著節氣
來塑身

金子老師 著

目次

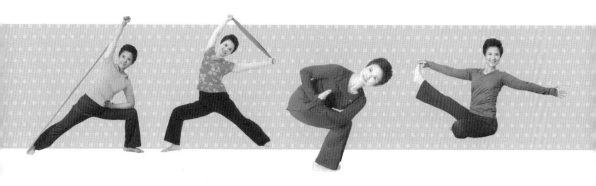

白露

秋分

寒露

霜降

順著四時節氣來運動，
健康、自在、喜悅

朱隆振 居士

　　人類的身體，不是用來綑縛心靈，而是用來幫助心靈、完成生命的。

　　不幸的是，由於不認識自己，大部分人類的身體，反而變成了心靈的障礙，甚至奴役心靈。藉由金子老師的《順著節氣來塑身》這本書，讓你透視身與心，進而促進身與心的合作運動，提升生命的境界。

　　一個人的慈悲，會做人，可以救自己；有智慧，會做事，可以救社會。如果全世界五十億人，都來做瑜伽開發內心慈悲與智慧的能源，這本書就是很好的指導教練。

　　瑜伽與中醫均來自具有幾千年歷史的東方古國。瑜伽是一種能幫助人類充分發揮潛能的體系。瑜伽修練具有改善人們生理、心理、情感和精神方面的能力，更是能使身體、心靈與精神達到平衡的運動方式。

　　中醫裡的「五運六氣」學說，對氣候有詳細的劃分，它把一年

分為風、熱、火、濕、燥、寒六個季節即為六氣。每個季節由四個節氣組成，它告訴我們，摸清氣候變化的規律和每個節氣的特點，按照不同的節氣來養生。

養生是在一定環境中的調養，我們應該以飲食養內，以運動調外，再以經絡連結內外，如此才能內外兼修，且以預防為主。《黃帝內經》曰：「聖人不治已病，治未病；不治已亂，治未亂」。以傳統中醫理論為指導，遵循陰陽五行生化收藏之變化規律，對身體進行調養。而精神養生是指透過頤養心神、調攝情志、調劑生活等方法，進而達到保養身體、減少疾病，讓身心平衡的目的。

瑜伽與中醫不謀而合，一樣重視陰陽平衡的養生智慧。中醫學中最重要的道理為四時陰陽調和，特別是《內經》寫到人與自然的和諧相應，應順應四季的變化進行調節。《易經・繫辭》中說：「變通莫大乎四時」。這句話的意思是世間萬物的變化都離不開四時陰陽的規律，陰陽的平衡決定了萬物的生死存亡，人的生活規律應該順其自然。將傳統的中醫文化與瑜伽二合為一，對應二十四節氣，透過不同的瑜伽體位調節人體的動態平衡、身心寧靜、呼吸與心跳平穩，使身體與自然達到和諧平衡。將瑜伽練習與中醫養生完美地結合在一起，滿足人們健康養生的需求。

金子老師從事瑜伽教學已逾十數載，她將瑜伽的修練方法搭配四時節氣與經絡，巧妙地運用於現代生活中，幫助大家處理日常情緒。身心健康的最佳藥物是每日定時運動，放下我執、無憂無慮，並藉由瑜伽修練放鬆自己緊繃的心情，進而幫助自己在生活中發現平和、快樂與健康，活出真正的自在與喜悅。

　　「我執」是妄想煩惱之根，痛苦之因，更是身心疾病的根源。現代醫學也認知身與心的互動關係，長期的焦慮或精神壓力，不但會改變身體的免疫力，更會引起很多身體的疾病（統稱為身心病），或促使潛藏疾病的發作。運用金子老師所帶來的瑜伽修練，必能維持身心平衡，而放下我執，具有治療身心靈的力量。這本書將會提供實務性的指導，幫助讀者學習放下我執，對治貪、嗔、痴，獲得內心的寧靜，治療焦慮、壓力和痛苦，更能促進身心靈健康，是在追求健康或療病時，除遵循醫師的指導以外，很值得一試的輔助療法。

寫於五指山寓所

（本文作者為博安堂中醫診所創始人）

符合現代人需求的運動養生祕笈

李克中

　　金子老師是我在萬華運動中心時認識的老師，只知道她很強，所到之處都是人數滿班，也因為許多學生報不進來上課，被客訴到1999專線，要求我們多開時段，可見她的課程深受學友的歡迎，舊生續報率也達九成以上。

　　在重視體驗行銷的時代，在運動中心要向市民介紹課程，自己就要先去上老師的課，去體驗感受，才能言之有物地說服學友或介紹初學者報名。因此我也去上課體驗，55分鐘的課程緊湊又刺激，讓我全身發熱，汗流浹背，感覺全身舒暢。它是融合中醫經絡的智慧、印度瑜伽的調息與律動訓練持久的呼吸調節，提高體內含氧量，以強健心肺功能、提升自體免疫力、改善體質，進而增強抵抗力來改善現代文明病的症狀。

　　「動以養身，靜以養心」是金子老師教學的理念，經過多年累積的教學經驗與其個人的中醫經絡養生研究，欣聞老師要出一本配合二十四節氣的運動養生書，來提供已學習課程的學友，反覆練習；也嘉惠新學友或讀者，可以在家自行運動練習，是一本符合現

代人需求的運動養生祕笈。

　　本書用最通俗的語言教你最有效的運動養生祕訣，每個節氣都提出相對應的運動方法，而這些對應的運動方法也同樣適用於全年，只是在對應的節氣運動時，其效果會更好。希望這本書能增進讀者的身心靈健康，能天天吃得下、睡得著、笑得開心。

　　　　　　　　　　　（本文作者為台北市大安運動中心執行長）

提升身心靈平衡的節氣養生運動

李卿雲

　　金子老師是本中心休館整修後禮聘的瑜伽運動指導老師，本中心為維持學友服務水平，對各不同屬性課程班別，均訂有最佳運動人數，而金子老師所開設的課程因融入經絡學原理，不論是經絡皮拉提斯、瑜伽提斯或鬆身皮拉提斯等課程，自開班以來，幾乎座無虛席，可見其受學友歡迎的程度。據統計曾在中山運動中心接受金子老師指導的學友，累積已接近2,000人次，台北市其他運動中心或企業社團之受益者，更不計其數。

　　金子老師除了正常授課進度以外，還會依節令變化附加指導學友們簡單易學、實用有效、適合當季節令的各式運動。學友經她的指導與親身實踐後，多能達到運動目的，身體更得到實質的變化與改善，受困痼疾纏身多年者，在金子老師指導及持之以恆的實踐下，於不知不覺中，不藥而癒者不知繁幾，更有因身受其益而旅居國外的朋友，每年都要固定安排時程回台與金子老師重溫節氣養生運動。在此因緣下一群熱心朋友不斷提議金子老師，請能將其配合節氣變化所推介之養生運動作有系統的結集出版，除可供學友課餘在家複習外，

對不能親臨現場受其指導者也能在家自行練習，同蒙其利。

　　老祖宗所留傳的養生原則，多半是順應四時自然更替，以預防或補強因氣候變化而產生影響的身體。春季保肝，夏季養心，秋季滋肺，冬季固腎，這是大家耳熟能詳的養生概念，立春、夏至、白露、立冬……等也是眾所熟悉的節氣。養生運動若能配合依照季節劃分而成的二十四節氣變化，以正確有效的方法實踐，將可收事半功倍之效，跟著金子老師做節氣運動之成書，就是在這個理念下催生而成的。

　　好事多磨，欣聞金子老師將其歷年教學經驗並配以其經絡學養、融合老祖宗傳統保健智慧，去蕪存菁，設計成套配合節氣變化之系列養生運動，並附DVD教學影片，終於結集付梓。本書教您用最簡單自然的方法，配合不同節氣做運動，並輔以傳統中醫養生的「食補」與「體補」，如能持之以恆加以實踐，必能從根本改善體質，打造強健的身體。跟金子老師一起《順著節氣來塑身》，最大特色是每個人可以根據自己的需求選擇適合個人之運動，做多少，收益多少，只會收運動之利──健康與安全，而不會產生運動傷害。願本書之問世能帶給更多的人健康快樂與心靈的平衡發展，個人能夠健康則是家庭之福，社會之幸。

（本文作者為台北市中山運動中心執行長）

喚醒體內深層的健康力量

周碩鉅

　　中醫理論認為：人體健康與大自然是屬於「天人相應」、「形神合一」的一個整體。

　　「人類身體變化」與「疾病發生」皆與二十四節氣緊密相連，因此以正確的瑜伽方式調理身體並搭配大自然四季節氣變化，可輕鬆掌握人體健康。

　　本書作者金子老師，是運動中心中數一數二的瑜伽金牌老師，擁有多年瑜伽、皮拉提斯、核心、體適能等豐富的教學經驗，課堂上除傳授專業知識與理論外，也融入中國古人傳統「經絡」、「氣動」、「陰陽平衡」的概念，帶領著數百名學生用自身身體去感受能量的流動，喚醒體內更深層的健康力量，至今教學口碑及學生人數更是無人可及，學生們課程結束後無不讚譽有加，收穫良多啊！

　　金子老師更收錄如何運用大自然──二十四節氣的變換與交替的自然現象，搭配與開發出更有效、簡便，有助於人體健康且最具健康價值的經絡瑜伽，不僅如此，在運動練習中還可透過穴道按摩的教學，舒緩放鬆身體的大小肌肉群。貼心的金子老師也將書中瑜

伽動作拍攝成DVD，讓瑜伽動作變得更淺顯而易學，提供讀者在家也能輕鬆學會節氣、瑜伽、經絡三者合一的正確養生之道，堪稱最順應不同時令與季節中日常運動的指標書，本書內容與精髓必能幫助讀者，達到保健養生的目的！

（本文作者為台北市萬華運動中心執行長）

輕緩慢柔，釋放壓力，
汲取正向能量

傅奕銘

　　忘了是哪一年選擇金子老師的瑜伽課，從第一天開始直到現在為止，金子老師總是說著相同的開場白，以低沉但是每個角落都聽得到的清晰聲音，提醒我們用輕緩慢柔的暖身動作，集中意念告訴自己要開始運動了。做完暖身運動之後，接著對我們說明這一堂課的重點，配合解釋當時的節氣對身體各個器官的影響，需要加強哪個動作以強化該部位的功能。

　　跟著老師的清楚說明，舒展自己的身體，不需要伸長脖子穿過人群去捕捉老師的示範動作，也能按照指令擺動四肢和身體，沒有不協調或是聽不懂的困惑。隨著金子老師的「音控」，可以不慌不忙地舒展身體，這是令我最驚喜、佩服之處。上完課，身體和精神都從忙碌和緊繃的壓力中釋放了。

　　在課堂的最後，老師會帶著學員們用最放鬆的姿勢坐著，雙手合十唸道：「感謝大宇宙賜予我們正向的能量，金子在這裡祝福大家平安喜悅，感謝大家，記得多喝溫開水。」我想這是我和大多數

跟隨她多年上瑜伽課的學友們共通的感受，短暫的一個小時，我們釋放了壓力，得到滿足和感恩，喚醒那個被自己搞得僵硬不堪的身體和五臟，重新受感到重視和關懷，最後帶著惜福的心情走出教室。

金子老師的瑜伽課沒有花俏奇異的肢體動作，有的是用看似簡單的肢體動作配合呼吸，讓筋骨慢慢地舒展，也許剛開始還達不到老師的要求，但奇妙的是只要聆聽老師的指令，在吸吐的調息之間就可以不知不覺地完成以為做不到的動作。

在接觸金子老師的瑜伽課之前，我已經有幾年練瑜伽的經驗，但是金子老師的課程讓我持續了好多年。仔細想想，為什麼沒有厭倦或是離開？和不熟悉的學員們在那安靜的教室中，隨著老師沉穩的聲音擺動身軀，祥和的氣氛讓我們忘掉時間，安心專注在自己的肢體動作上。每次上完課得到的滿足和踏實感，就是追隨金子老師多年的最大理由吧！

在短暫一個小時的課程中，金子老師讓我們認識自己的身體，集中意念，調和呼吸，這一套輕緩慢柔的教學方式，提醒自己活著的難得，活著的喜悅和充實。按時且規律地看到金子老師已形成一股無比的安全感！

順著節氣來塑身

藉由瑜伽得到的喜悅與平靜，我也將這份心情帶進自己的課堂中，面對學生以充滿活力和生氣的音量講課，這就是我從金子老師那裡汲取到的正向能量。

　　　　　　（本文作者為德明財經科技大學財稅系助理教授）

我上了最好的瑜伽課
——金子老師的節氣瑜伽

黃淑華

　　六年前我跟隨我的好友林慧貞到內湖健康中心報名參加金子老師的經絡瑜伽課，每週一次晚上的課程，六年來受益良多。

　　我今年63歲，上班族，平日朝八晚五，上班忙碌，以前鮮少規律運動，特別感謝金子老師引導我進入瑜伽課程。現在我每天早上醒來尚未起床前，可以自行做些瑜伽伸展動作，上班時都能精神抖擻。學習瑜伽實質的效益是，讓我明瞭呼吸的一動一靜，有時心浮氣躁時，轉念之間可以沉澱心情，體認凡事事緩則圓，自有解決之道。現在手腳關節韌帶也較為柔軟，以前不小心腳踝拐到，時常疼痛幾日，現在腳踝扭到，輕揉幾下即沒問題了，可見學習瑜伽的效果。

　　金子老師每堂上課前，都會講解當令節氣與身體器官的關係，特別加強瑜伽動作的原理，讓學生更能了解自己身體生理與節氣變化的關係。在她親切的口令下加上柔和的音樂，整班同學數十人都能在很好的氛圍中，體驗經絡瑜伽的精髓。

金子老師學問淵博，醫學中藥都頗有研究，欣聞她出版《順著節氣來塑身》一書，將造福更多的莘莘學子。尤其現在是三C產品發達的時代，很容易得到許多文明病，希望藉由推廣瑜伽配合節氣的運動，讓許多人可以遠離病痛。

　　每堂課，我深深感動的是金子老師收功操結束時的話：「感謝大宇宙提供我們良性磁場，提升我們的正向能量，金子祝大家平安、健康、祥和、快樂，我們下週再見！」我衷心祝福金子老師永遠堅持她熱愛的瑜伽，永保健康美麗！

　　　　　　　　　（本文作者為台北農產運銷公司企劃部經理）

這本書可以幫助你我

蕭喻方

　　瑜伽（Yoga）有著數千年的歷史，起源於古印度文化六大哲學派別中之一，瑜伽術本是一種身心修持術，而修練瑜伽的最高目的即是實現人的一切可能，從精神（小我）與自然（梵，大我，最高意識）的結合，追尋「梵我合一」，直至化仙成佛。古印度教的高僧們當時為求進入心神合一的最高境界，離群索居，在深山裡靜坐冥想，隔絕外界紛擾。高僧們體悟了大自然移行變化的規律、萬物生命的生存法則，進而驗證到人的身上，感受在外境轉變的過程中人體內微妙的變化，漸漸懂得藉由動態的運動和心靈的修練來和自己的身體對話，讓身體達到身、心、靈的平衡。經由修練瑜伽，包括體位法的練習、呼吸調息、冥想等訓練來提升意識，幫助人類充分開發潛能。瑜伽姿勢運用古老而易於掌握的技巧，改善人們生理、心理、情感和精神方面的能力，是一種達到身體、心靈與精神和諧統一的運動方式，並有預防及改善身心狀態的功能。

　　而我們古代中醫提到的攝生即所謂的養生，《黃帝內經》中關

於攝生之道曰：「智者之養生也，必須順四時而適寒暑，和喜怒而安居處，節陰陽而調剛柔，如是則避邪不至，長生久視。」其法則不外乎以下要點：情志調攝，精神內守；鍛鍊身體；飲食起居調節有度；周圍環境的適應及避免外邪的侵襲，經由以上的個人修練而達到增強體力，祛病延年。由此可見瑜伽修練的精髓，和中醫養生之道不謀而合。

現代人生活步調緊張忙碌，競爭激烈，被誘惑、慾望、煩惱等枷鎖束縛。壓力和生活起居不當成為人類文明病的始作俑者，包括高血壓、高血脂、糖尿病、失眠、免疫力下降、過敏、內分泌及自律神經失調、還有女性婦科問題包括子宮內膜異位、子宮肌（腺）瘤、不孕等等。這些問題不論中藥西藥大多只能短暫緩解症狀，無法根絕疾病，一切都是由「心」，若沒有從根本身心的安頓著手、徹底改變生活習慣和態度，這些問題還是會一而再再而三地反擊！而瑜伽是生理上的動態運動及心靈上的練習，也是應用在每天的生活哲學。最終目標就是能控制自己，駕馭肉身感官，通過把感官、身體與有意識的呼吸相配合來實現對身體的控制。這些技巧不但對肌肉和骨骼的鍛鍊有益，也能強化神經系統、內分泌腺體和主要器官的功能，通過激發人體潛在能量來促進身體健康，更重要的是

可以經過規律的瑜伽練習來消除心理緊張，使人保持活力，思路清晰。

由中醫經絡的概念來看，12條經脈及奇經八脈周密有系統地主宰人體，四肢及外部的肌肉皮膚，都和深處的五臟六腑相互牽引影響。所以藉由修練瑜伽，包括調身的體位法、調息的呼吸法、調心的冥想法等，配合中醫的經絡運行，進而駕馭自己的感官及身體。另瑜伽理念和中醫的中庸平衡之道有著異曲同工之妙，中醫內經裡提到，要順應四時陰陽氣候變化而調神，此處的「神」是指廣義之神，既是一切生理活動、心理活動的主宰，又包括了生命活動現象。《素問‧四氣調神大論》云：「夫四時陰陽者，萬物之根本也，所以聖人春夏養陽，秋冬養陰，以從其根。」指出四時陰陽是萬物之根本，是自然界萬物生長變化的規律，同時也是養生的根本，人法當順應外境的變化來調養身心，讓身體回到平衡的狀態。

金子老師是我老師多年的好友，在瑜伽這塊領域有著舉足輕重的地位，對瑜伽的修練及推廣是大家有目共睹的。這本新作除了基本的瑜伽外，進一步拓展瑜伽的深度，從中醫養生的觀念切入，帶入二十四節氣的運轉，結合金子老師對瑜伽長年來的體會，嘔心瀝血地譜出這本可以幫助你我的書，讓大家在四時運轉節氣變化之

時，能藉由簡單基本瑜伽的伸展、力量、耐力和強化心肺功能的練習，促進身體健康，協調機體的功能，培養心靈和諧與情緒穩定的狀態，使身體協調平衡，保持健康。

（本文作者為中西醫師）

運動讓我找到最好的自己

▓▓➡ 兩行熱淚的念力與願力

　　當鬧鐘響起，我張開眼睛，閃過腦袋中第一個念頭是「我能睡覺耶！」沒有吃安眠藥，沒有徹夜難眠，心中直呼太不可思議了！從前因為家庭與工作兩頭燒，我長期有失眠的困擾，沒想到第一次的瑜伽體驗課居然就讓我一覺到天亮，我好感動，不自覺地連眼淚也流下來。我告訴自己，既然瑜伽能幫助我入睡，那我要認真練瑜伽，等到有能力的一天，希望能幫助更多因為失眠而痛苦的人。

　　這股願力成為強大的推進力，從此我天天練瑜伽，每當下班後，煮完晚餐，我會背著瑜伽墊走大約20分鐘到瑜伽教室。印象中我都是最後一個抵達，沒辦法只好站在老師身邊，第一次上課一個往前彎腰的動作，我的手居然不到大腿的一半，身體僵硬的程度連自己都嚇一跳。我告訴自己不要想太多，就這樣風雨無阻，從週一練到週六，週日在家裡自己練，經過九個月的時間，在自然的狀態下居然瘦了12公斤，從臃腫肥胖雕塑出好體態，外型跟心境都開始改變，我更確定自己愛上了瑜伽！

　　在瑜伽修練的心路歷程上我也曾經氣餒過，因為身體有許多問

題，椎間盤突出、坐骨神經痛、內分泌失調、憂鬱、失眠……讓我到了崩潰的邊緣。雖然修練身心靈的過程很辛苦，但這趟瑜伽之旅讓我不斷地跟自己的身體對話，傾聽內心的聲音，也體悟出生命的真諦。隨著時間過去，身體的傷痛漸漸復原，外型開始改變，就連想法也能適時轉念。原本浮蕩的心被收攝入內在深層，我的心變得沉靜柔軟，也更有包容力，任何事情來我會從正面思考，正念不斷提升。瑜伽讓我增進不少智慧，最重要的是，藉著授課的機會讓這份愛無限延伸，我認識了各式各樣的人，也有許多不同的體驗。

從十多年前台北市第一座運動中心成立開始，因緣際會下開始教學，與眾多學生結下了運動緣分，教課多年後，更獲選為中華民國100年救國團萬華運動中心的優良教師，這份殊榮我要與課務團隊和學生共享。我常常跟團隊與學生說，今天有大家、長官以及團隊的支持才有我，我會不斷勉勵自己繼續精進。除了在運動中心教課之外，也與各種刊物和報章雜誌合作，像是替iThome電腦報製作健康錦囊，或是接受《中國時報》的採訪，並主持各種大大小小的健康活動講習。

時時刻刻都有各種挑戰，同學常問我會不會累，我都告訴大家，我不會累，因為每天都有不同的驚喜，只要保持一顆快樂的心，就是我的活力來源，更何況還有同學們對我的愛護與支持，你

們就是我快樂、不老的泉源！

於邁入51歲之際，深感榮幸在同學長期的支持與期盼下，與商周出版聯手合作出版四季運動的精華內容。配合春夏秋冬四季節氣循環，做有效的運動，讓身體與大自然相互協調達到平衡，這是我課程最主要的理念與主軸。因為人體就是小宇宙，我們活在自然這個大宇宙中，要順應天時地利，一切才可陰陽調和，平衡內外。

這次的光碟片由我親自下場拍攝，沉寂在腰部的舊傷仍然存在，儘管痼疾尚未痊癒，但我有信心，只要靠著持續運動保養，用深層的呼吸、心靈與意念帶動筋骨肉皮脈，就能讓身體保持在最佳狀態。邀請和我一樣肢體上有受傷的朋友們，讓我們一起秉持著耐心與毅力來為自己的健康努力吧！

我非常感謝每位跟著我運動的同學，謝謝大家把最珍貴的身體交到我的手上，我用慎重的態度對待每一位同學的身體與心理狀態，絕對不會勉強大家做壓摺扭轉，甚至劈腿的動作。請對我有信心，放心地進入運動課程，我會教大家該如何運動才不會受傷。在這裡要特別感謝我良醫兼益友的朱隆振中醫師，藉著傳道、授業、解惑，幫助我將博大精深的中醫養生學以及經絡學的精華匯聚，讓我融入課程中，帶給更多學生健康。

希望這本健康的運動書，能夠帶動全家老少一同來運動，營造
出更快樂的家庭氣氛，拉近家人彼此的距離。也希望透過這本書，
傳達正確的運動觀念，幫助更多人養成良好的運動習慣！

本書使用說明

為什麼要跟著節氣做運動？

我們的身體是一個小宇宙，生活在自然這個大宇宙之中。

身體會隨著二十四節氣的更迭而出現不同的反應，該如何藉著運動，順應季節變化來調整體態以及養生，這些就是本書所要分享的內容。

節氣是古人對於氣候寒暑變化的分類，華夏文化以農立國，不論播種耕耘都得看老天爺的臉色，也因此發展出節氣當作農事的準則。我們的身體也是自然的一部分，人體就像一個小宇宙，自然就是個大宇宙，跟著節氣來養生，就是讓自己順應天地循環來變化，讓身體這個小宇宙順應大宇宙的秩序，達成和諧狀態，這也是中醫天人合一的養生基礎。

順應四時運動、養生，身體正常運作，新陳代謝良好，毒素跟脂肪就不會囤積在體內。春天是萬物生長的季節，也是人體新陳代謝最旺盛的時候，把握春季來瘦身可以事半功倍。夏季天氣炎熱脂

肪快速燃燒，但也容易導致心火旺盛，因此養心、護心是夏日養生的一大重點。秋天食慾大開容易胖，但只要藉著運動調養情緒，睡得好躺著都能瘦，而秋天乾燥的氣候會引起燥症，這段時間要注意呼吸系統的保養。冬天天氣寒冷，此時加強鍛鍊下肢，幫助全身氣血循環，抗老又能預防心血管疾病。

書中對於各種文明病症，以及季節性的不適症狀，將會綜合中、西醫兩方的保健知識，提出保養方案，像是穴道、經絡、飲食、精神調養，再配合收錄在DVD中的當季運動，是一本全方位的運動養生書籍。為了鼓勵全家大小一起來運動，家中每一位成員都可以在這本書中找到自己關心的問題：不論是媽媽們所面臨的更年期，姊妹們最在意的瘦身減肥，還是給爸爸的攝護腺保養，通通都有收錄！老年人容易有的心血管以及關節疾病，都可以靠著運動來改善，請大家帶著爺爺奶奶，一起投身運動養生的行列吧！

不單單是為了健康、瘦身與美麗，仔細觀察身體跟自然節氣的轉變，可以讓你獲得專注的力量，幫助你在快速變化的現今社會中找回單純的生活。給自己一年的時間，以節氣變化為主軸，體驗看看依據天地節奏生活會產生怎樣的改變。相信不論是身體或是心靈，都會朝著正面發展！

在運動前，你需要知道的事情

使用的道具

　　本書所分享的運動，都是不需要倚賴健身器材，在家就可以隨時進行的動作，大致上來說並不需要做特殊的準備，然而為了自己的安全著想，建議大家要準備一張瑜伽墊。瑜伽墊是很好的吸震、緩衝道具，大部分的地板動作並不適合在柔軟的床墊上進行，在鋪著瑜伽墊的地板上運動可以保護膝蓋跟手腕等關節處，能有效預防扭傷。做動作時搭配彈力伸展帶以及抗力球，運動效果會更好！伸展帶可以強化肌肉、維持姿勢，抗力球能穩定身體，都是讓運動更安全、更有效的輔助道具。

運動的心態

　　在這本書中，運動最主要的目的是幫助你擁有健康與美好的體態，並不是要參加比賽，所以運動時請將「三不政策」放在心裡頭，不要比較、不要勉強，也不要緊張。請依據自己當日的狀況來調整運動的強度，透過運動，認識今天自己身體與心理的狀態，也是非常重要的一件事喔！

呼吸方式

　　根據我帶課的經驗，在運動時若是分心去想這時候該吸氣還是吐

氣、有沒有用腹部呼吸這類的問題，動作反而會做得不正確。建議
大家還是將注意力放在動作本身，只要記得用鼻子吸氣，也千萬不
要憋氣，除此之外不用想太多，跟著DVD中的口號吸氣、吐氣，只
要順暢就可以了。

運動的衣物

　　運動時請穿著柔軟寬鬆、容易活動的衣物，材質以吸汗為佳。
在寒冷的冬季運動，建議可以用洋蔥式的穿衣法，多穿幾件，等運
動後身體開始發熱、流汗，再斟酌減少衣物。運動完要記得穿上外
套禦寒，否則在滿身大汗的狀態下吹到風很容易著涼喔！

DVD 的使用方式

　　本書共有四片DVD，每片約90分鐘，分別收錄春、夏、秋、冬
四季運動，以及運動前後的暖身操與收功操。每季運動都是針對季
節變化來設計動作以及強度，希望大家能夠順應四季過得更健康。
除了做當季的運動，在疲倦的夜晚，可單獨做15分鐘的收功操伸展
全身、幫助睡眠，或是工作久了，利用暖身操來促進血液循環，大
家可以依據自己的需求，靈活運用收錄在DVD中的運動！

第一章

春季運動

　　春天大地回暖，從立春起至穀雨，天氣將由冬日的嚴寒一日日地越變越溫暖，直至炎夏來臨。春天因為陽氣生發，人體的新陳代謝會加速啟動，是一年四季中最佳的減重時機，請大家務必把握春天積極瘦身！

　　進入春天後，很多人一定急著想要消滅儲存了一整個冬季的脂肪吧，但請注意千萬不可以貿然進行劇烈運動。雖然一過立春陽氣生發，人體也逐漸恢復活力，但可別小看「倒春寒」的威力，尤其是雨量開始增加的節氣「雨水」，天氣濕冷，寒流仍不時報到，在低溫下筋骨僵硬，還是要確實做好暖身才不會造成運動傷害。

代謝啟動，打造易瘦體質

　　《黃帝內經》說，春天要「廣布於庭」，利用散步將全身的氣慢慢生發。收錄在DVD中的春季塑身運動，我將帶領大家從伸展全身，提升能量的動作開始。春天的第一個動作，是將背脊挺直，雙手高舉著伸展帶（或毛巾）前後走，踏步可以促進氣血循環，沉

寂在體內的氣將逐漸生發，讓你充滿朝氣地迎接春天！「**側彎、後彎、前彎後仰**」的動作可以讓氧氣疏布全身，提升腦部含氧量，修復身體的神經系統。這些大幅度的伸展動作能讓身體變得柔軟暖和，加速新陳代謝，快速消耗熱量，這就是養成易瘦體質的第一步。

加速燃脂，雕塑完美曲線

只要順應春天氣血活絡的季節特性經常運動，就算是肚子上的三層肉，或是東方女性最在意的酪梨臀，通通有機會順利消除。在我為大家設計的春季塑身運動中，做「**坐姿單抬腿扭腰**」這個動作時，靠著腰腹的力量穩定全身，再加上扭轉的動作能讓腰腹強力收縮，肚子抖個不停那就讓它抖吧，再忍耐一下，再一下就好！抖動是腹部肌群正賣力工作的象徵，想像擁有小蠻腰的自己，然後維持這個姿勢停六個呼吸，將囤積在肚子的脂肪燃燒殆盡！

久坐辦公室的女性朋友們，最害怕的就是屁股越坐越大，而且東方女性大多屬於上半身纖細但下半身肥胖的酪梨形身材。做「**跪姿三角手抬腿**」來強化臀大肌，可以改善臀下垂以及臀型外擴的問題。「**躺姿抬臀**」可以緊實臀肌，幫助臀部對抗地心引力。抬臀的動作，不但可以雕塑臀型，還可以強化骨盆底肌群，有預防婦女中

年尿失禁的作用，對女性來說是很好的保養運動。

　　想要擁有纖瘦勻稱的身材，除了鍛鍊肌力、燃燒脂肪外，伸展也要做到位。「**推牆折身腳尖勾起**」藉著牆壁的阻力，徹底伸展腰背後腿，此時只要將腳尖勾起就能更進一步拉長結塊的腓腸肌，也就是俗稱的蘿蔔腿，雖然是一個小動作但雕塑的效果非常好，臀腿修長，身材比例看起來也會更勻稱！

春日護肝，毒素排出體外

　　中醫認為春天要養肝。肝主掌生發陽氣，是人體重要的排毒器官，多運動，保持心情愉快，都是保養肝臟的好方法。「**半蹲雙划手**」利用半蹲加強腿部肌力再配合划手擴展胸部，可以增強心臟功能。肝氣負責疏理氣血，心臟是推動氣血的動能，只要心臟強而有力肝氣運行就會更順暢。做「**站姿側彎碰牆**」伸展體側邊，啟動腋下淋巴的排毒機制，「**半蹲分腿踮腳尖**」則可伸展大腿內側，促進鼠蹊淋巴排毒，這兩個動作不但可以美化腰臀曲線，還能幫助廢物排出體外，毒素跟脂肪不囤積，自然而然就能擁有輕盈體態與明亮的氣色。

　　從四季循環的概念來看，春天的養生重點在於順應陽氣生發，就像春草一般，必須先萌芽，之後進入夏季才能蓬勃生長。活動身

體、放鬆心情以調養肝臟，肝主疏泄，如此一來毒素跟脂肪就不容易停留在體內。在春天替身體打下良好的代謝基礎，接下來不論是耗氣的炎夏，或是容易發胖的秋日，都可以事半功倍地維持好身材！

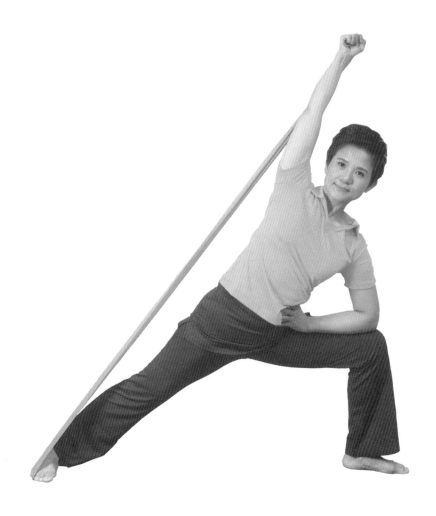

1-1
春天是最佳減重塑身季

▐▐▶ 把握時機,伸展身體,開始運動吧!

　　不論男女學員都很喜歡問我,一年四季中什麼時候減重瘦身最有效?沒錯!最有效的季節就是春季。進入春天後,隨著萬物生發,人體的新陳代謝也會跟著加速,是很好的減重時機。所謂「一年之計在於春」,就趁著立春來為自己擬定減重計畫吧!

　　減重最簡單的概念就是攝取的熱量不要超過消耗的熱量,為了增加活動量,從這個節氣開始請把運動列入每日的執行清單中。吃了一整個冬天的補品,累積到春天的脂肪量一定很可觀,但因為才剛離開冬日不久,身體正要甦醒,此刻若是直接進入劇烈的運動,脂肪還沒代謝掉身體恐怕會先受傷。所以不要著急,做運動之前一定要記得暖身。春季的運動會從和緩的前後踏步,還有側彎、前彎開始,慢慢喚醒僵硬的身體,提醒它做好運動的準備。

　　飲食方面要多吃蔬菜水果,植物性食物的熱量低,其中所含的纖維質可以增加飽足感,對減重很有幫助。雖然蔬果熱量低又有豐富的維生素,但不能只吃蔬果完全不碰澱粉,還是要注意營養均衡。用節食的方式來瘦身,一開始體重會下降得很快,但減掉的都

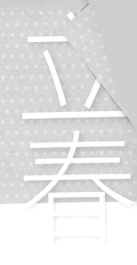
是肌肉，而且我們的意志力很難抗衡飢餓的念頭，若是這股力量反
撲將導致暴飲暴食，好不容易減掉的體重一瞬間通通都回來了。想
要甩掉脂肪，最好的方法就是運動搭配均衡飲食，雖然這種方式需
要比較長的時間，但因為可以鍛鍊出肌肉，身體的基
礎代謝率提高就不容易復胖。減重的目的就是
希望自己可以變漂亮，比起用節食強迫自
己瘦下來，運動減重可以雕塑身材，氣
色也會變好，擁有健康才有真正的美
麗！

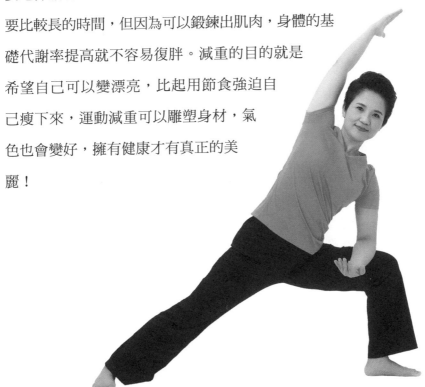

1-2
春天養生重養肝

▮▮➡ 鍛鍊腹部，縮小腰圍，有效擺脫脂肪肝

　　進入春天後萬物開始蠢蠢欲動、蓬勃發展，此時我們的身體與精神也會變得活絡，讓自己順應這股欣欣向榮的朝氣生活，就是春天的養生重點。在五臟六腑中，肝臟主掌生發陽氣，是人體很重要的排毒、造血器官，為了讓身體能夠順利地代謝循環，在春天要注重肝臟的保養。

　　中醫一直很強調精神情緒對身體的影響，鬱悶、憤怒會阻礙肝氣的生發，保持心境豁達開朗就是春日養肝的第一步。運動是抒發情緒很好的管道，以我自己為例，在接觸瑜伽前，我的個性比較急，脾氣也不好，是瑜伽讓我懂得轉念，更有包容心去接納不同的人事物。而且運動可以分泌出腦內啡，腦內啡是人體中一種類似天然嗎啡的物質，能帶來幸福的感覺，生活中若發生了不愉快的事情，透過運動流流汗能讓心情輕鬆許多。

　　或許你會想，自己不需要運動，吃甜點美食就很紓壓了。在繁忙的生活中，享受美食帶來的小確幸的確是一種不錯的放鬆方式，可是動太少吃過多，體重直線上升，脂肪囤積在肝細胞內形成脂肪

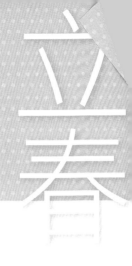

肝，對肝臟來說也是一種負擔。今天很多上班族都有輕重程度不一的脂肪肝，要解決這個問題往往得從減重開始。這裡不建議用節食的方法，因為體重驟降的話，肝臟會大量分解脂肪來彌補人體所需的熱量，這樣反而會加重肝臟的工作量。最好還是透過運動，循序漸進地擺脫多餘的體重，尤其肚子周圍的脂肪非常難纏，就趁著春季新陳代謝良好的時機來加強腰腹運動吧！收錄於DVD中的春季運動包含許多鍛鍊腰腹與核心肌群的動作，只要持之以恆地訓練，一定能順利消除腹部贅肉。從日常的飲食、生活習慣開始調整，戒掉吃零食，正常用餐，再搭配規律的運動，這不但是最安全的減重方式，也是最佳的護肝策略！

1-3
倒春寒心血管拉警報

▶ 久坐辦公室與客廳沙發？小心！「不動如山」有
  害健康

　　雨水這個節氣要注意「倒春寒」的現象，雖然已經進入春天，卻是全年寒流最多的季節，加上雨量增加，濕冷夾攻，有句俗諺叫「春寒凍死牛」，由此可見倒春寒的威力。氣溫變化過大會造成心血管的負擔，尤其是進入春天後氣血循環正逐漸活絡，小心溫度一降，腦中風的威脅提高。

　　通常四十五歲以下的青壯年會覺得中風離自己很遠，事實上因為辦公室久坐、加班熬夜，或是通宵打電動，這種生活型態讓腦中風的年齡層有越來越往下的趨勢。電腦用了一整天再加上春寒料峭，天氣很冷，肩頸會變得十分僵硬。請記得要適時伸展肩頸一帶的關節與肌肉，促進頭部周圍的血液循環。久坐靜脈回流不易，肩頸僵硬血液循環不良，千萬不要輕忽「不動」對身體的傷害，幾個簡易的伸展運動就能瞬間改善坐在辦公室或客廳沙發中「不動如山」的狀況。

　　此外，現在便利商店或藥妝店有許多實用的保暖小物，上班族可以用來促進血液循環。比如說攜帶方便的暖暖包就是寒流來時的

貼心幫手，不過要小心暖暖包的溫度可達40度以上，若是長時間貼著皮膚會造成燙傷，使用時請隔一層布，或是注意不要久放在同一位置上。還有一種可以支撐頸部的枕頭，能夠放鬆、保暖脖子的肌肉，也推薦大家使用。再簡單一點，只要在辦公室中放一條圍巾，就可以避免脖子一直吹風。雙手互搓發熱後，用熱熱的手按摩肩頸也是個不錯的方法。脖子內有一條很重要的內頸動脈，血流不順固然不好，但是動得太大力脖子受傷反而會提高中風的危險，所以不論是運動還是按摩，請記得動作一定要輕柔，小心別傷到頸部。

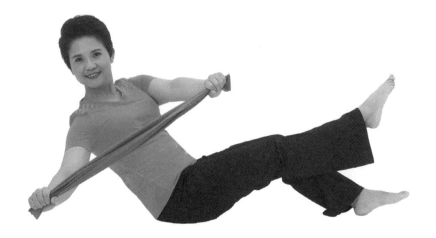

1-4
誰說更年期只能等著發福？

▥➡ 運動燃脂消水腫，代謝變慢也不怕

　　女性在更年期之後，女性荷爾蒙減少打亂脂肪代謝，開始面臨中年發福的命運。每次照鏡子，看到年輕時的小蠻腰變成了鮪魚肚，就算表面上看得開地說：「年紀大了沒辦法啦！」心裡還是會偷偷介意。

　　更年期之後代謝變差，脂肪開始往肚子堆積，不但身材走樣還有演變為慢性疾病的隱憂。這時候追求的就不應該只是「變瘦」而已，而是要瘦得很健康，在減重瘦身的過程中一併抗老化。中年之後即便缺少女性荷爾蒙的守護，還是可以靠著規律飲食、運動來延緩老化的速度。飲食方面質重於量，多吃天然蔬果，少吃高油脂的食物，體重自然不會失控。減重瘦身當然少不了運動的幫忙，運動可以消耗熱量，幫助身體適應荷爾蒙的變化。藉著運動促進身體代謝，不論是身體或是精神都會充滿活力，這就是抗老化最大的關鍵！雨水時節陰雨綿綿，因為濕冷的關係循環功能變得遲緩，身體會因水腫而感到沉重，建議加強下肢運動，下半身的血液循環順暢，對於改善水腫或是預防靜脈曲張都很有幫助。

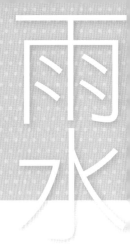

更年期減重瘦身不是一件容易的事情，這時候很需要家人的陪伴，請身為兒女的多鼓勵媽媽，支持她想要變美、變健康的決心。

在過程中，若是有一起運動的夥伴那就更棒了。我的學生中有許多正面臨更年期的女性，大家一回生二回熟，久了就變成無話不談的好朋友，總是一邊運動一邊分享生活中的大小事。惱人的更年期症狀，辛苦的減重瘦身過程，只要有好姊妹們一同分擔就可以輕鬆面對。不論是什麼年紀的女性都有愛美的權利，就算過了中年也要做個活力洋溢、有氣質的美魔女，讓我們一起努力吧！

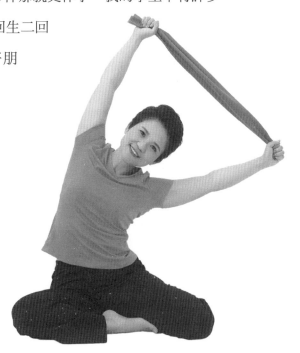

茶湯養生法

▶ 熱茶驅寒氣，循環活絡做伸展，氧氣輸布全身

　　同學們喜歡問我平時有沒有吃什麼或喝什麼來養生，其實我吃的很單純，如果真要說有任何特別的，那應該是喝茶吧！小時候父親就喜歡泡茶，結婚後先生對茶道也相當有興趣，我想自己跟茶一定非常有緣。

　　茶樹原產於中國，中國古代就已將茶應用在醫療保健上。春夏秋冬的茶各有特色與口感，其中我最常喝的是春茶，台灣的凍頂烏龍茶尤其是我的最愛。凍頂烏龍產於台灣的好山好水，成於製茶匠人的好手藝，喝下口，喉腔能感受到韻味回甘。古書上說春茶有清熱、解毒、生津、止渴、潤喉的功效。沖泡的程序讓人心情沉靜，黃澄澄的茶湯撲鼻，喝下後覺得頭清目明，累積在體內的疲勞頓時減輕不少。

　　在雨水時節氣溫驟降，雨也下個不停，泡杯熱茶來暖和身體吧！下雨天心情容易鬱悶，喝杯茶提振精神，還能利用茶杯的熱氣來按摩後頸、太陽穴、手掌心。手掌心有許多臟腑器的重要穴道，暖暖掌心促進氣血流通可以驅走寒氣。除了茶湯本身外，茶水氤氳

的蒸氣也有保健功效，有過敏性鼻炎的朋友，將蒸汽吸入鼻腔可以暢通鼻子，改善鼻塞的症狀。上班、看書時眼睛容易疲勞，此時可以用茶水的蒸氣來熏熏眼睛，舒緩長時間用眼的痠澀。

　　喝杯熱茶後全身暖和起來，趁著全身血液循環活絡的時候來做伸展，活動四肢讓氧氣輸布全身，可以進一步消除疲勞、提振元氣。只是有失眠問題的朋友要注意，茶因為含有咖啡因，過了下午就盡量少喝，以免晚上睡不著。

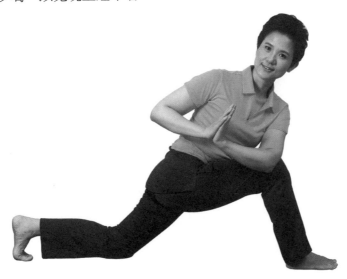

1-6
改善便祕自然瘦

⫸ 三招幫助腸道蠕動，清除宿便好處多

　　第一聲春雷初響，蟄伏在土中的冬蟲甦醒。到了驚蟄這個節氣，天氣越來越暖和。然而冬天尚未遠去，乍暖還寒的氣溫會讓人體的內分泌跟氣血變得混亂，再加上經絡剛好走到大腸經的位置，這段時間腸道會特別不給力，很容易在廁所蹲個老半天還是一點動靜也沒有。便祕不是嚴重的病，卻讓人很不舒服，身體倦怠、臉色暗沉，甚至還會導致肥胖。

　　有些人會為了減肥去買瀉藥吃，覺得只要排泄掉了就可以很快瘦下來。要知道胖不是一天造成，瘦也無法一天達成，過度依賴瀉藥會增加腸道的惰性，不刺激就不蠕動，便祕反而越來越嚴重。便祕跟肥胖這兩個問題，最根本的解決之道還是要調整飲食習慣。倘若你只喜歡吃肉類跟糕點，但對蔬果興致缺缺，熱量攝取過高，纖維攝取不足，便祕與肥胖就會同時發生。

　　解決便祕問題大致有三招，首先是要多吃蔬菜水果。蔬果中的纖維質能幫助排便，吃完蔬果後喝點水可以改善硬便，而且透過纖維以及水的刷洗，徹底排出宿便，把腸道洗得乾乾淨淨。第二招是

運動，做「**貓拱背**」這個動作腹部會強力收縮，有助於腸道蠕動，讓大腸得以靠自己的力量將糞便排出。DVD的運動中也介紹了很多相關動作。最後只要再配合揉按治療便祕的穴道，也就是位於肚臍左右側約兩寸處的天樞穴，相信便祕一定可以獲得改善。

　　大腸是人體很重要的排毒器官，若是累積大量宿便，就等於將老舊廢物通通留在體內，造成身體很大的負擔。在生活中實踐以上三招來清除體內毒素，皮膚會變好，身體也輕盈了起來，通暢生活就是有這麼多好處！

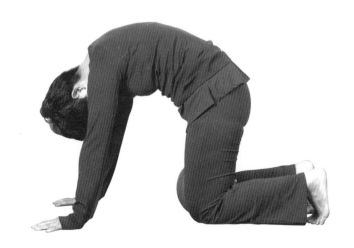

1-7
養肝有方皮膚不長斑

▌▶ 鍛鍊心肺功能，活血化瘀，帶來水嫩好膚質

　　從雨水開始出現的倒春寒會一直持續到驚蟄，在冷跟熱大幅度的變動下，內分泌失調，皮脂腺難以適應，一下乾冷皮膚起白屑，一下變熱皮脂分泌過度長痘痘，再加上氣血循環不順，連斑點也開始出現了。

　　順應節氣在春天做好養肝的工作，就可以擁有水嫩嫩的肌膚！在中醫的觀念中，肝氣負責疏理氣血，讓氣血可以在身體裡通暢地運行。比方來說，水管不通的話是不是很容易卡髒東西？氣血循環也一樣，循環不通暢的話會造成血瘀，於是皮膚開始出現斑點，臉色也會變得萎黃。就算你一直補充營養，若是無法順利地輸布、吸收，堆久了也會變成毒素，所以「通比補」重要很多，這也是本書一再強調，要藉著運動來促進全身氣血循環的原因。

　　心情鬱悶會造成肝氣阻塞，所以中醫說：「心主神，其華在面」，心情開朗，皮膚的狀況就穩定。心臟是推動氣血的動能，只要有心臟這顆幫浦帶動全身循環，肝氣運行就會更順暢。活血化瘀後，討人厭的斑點消失，皮膚變得水嫩有彈性，臉蛋不用畫腮紅就

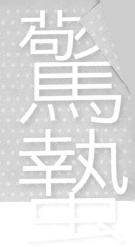

有一抹健康的紅潤。想要鍛鍊心肺功能，建議大家可以做「**半蹲**」來增強腿部肌力，在半蹲的同時將雙手往前划開，擴展胸部，鍛鍊的效果會更好。敲打位於大腿的膽經對於排毒也有幫助，方法很簡單，只要將手握拳，斟酌力道敲打整條大腿外側中間偏下的地方就可以了。

五官是父母給的，氣色則可以靠後天努力，藉著運動跟保持好心情，即使外面的天氣忽冷忽熱，人體還是可以維持在平衡狀態。氣血充足，身體由內而外地散發出好氣色，就不用花大錢買保養品，很划算吧！

1-8
季節交替舊傷復發，別讓關節變成氣象台

▶ 肌力鍛鍊搭配暖身操，經絡順暢，通則不痛

　　許多人有類似的經驗吧！跌倒或意外受傷導致的骨關節損傷，冰敷與治療之後以為沒事了，沒想到一進入春天就開始隱隱作痛。關節組織在遭受破壞後若是沒有做適當處置，或是在還沒恢復前就急著活動，受傷部位的血液循環往往會變得比較差。中醫說「不通則痛」，每當大氣中的濕度與溫度改變，經絡運行不順，舊傷口就會發出疼痛的訊息，簡直像氣象台一樣。

　　除了外力導致的傷害，關節也會因為長時間使用產生磨損，尤其是膝關節，平時要支撐身體的重量，活動度也很大，所以膝關節炎是最常見的關節疾病。上班族因為久坐並使用電腦的關係，腰椎跟肩膀也會提早出現退化。每到春天一下肩膀痛，一下膝蓋麻，不勝困擾。

　　預防這類疼痛的發生，運動跟保暖雙管齊下的效果最好。保暖可以促進血液循環，達到「通則不痛」的效果。膝關節因為沒有脂肪保護，冷風跟濕氣會透過皮膚直達關節內部，這時有護膝會很方便，套上護膝不但可以保持膝蓋的溫度，還可以穩定膝關節，是很

實用的小道具。運動可以鍛鍊肌肉，人體的關節、骨頭、肌肉是一體成形的，肌肉強壯的話便可以分擔關節的壓力。經過運動鍛鍊的肌肉，不但有力還富有彈性，可以促進血液循環。春季運動中包含許多必要的肌力鍛鍊，再搭配能夠柔軟身體的暖身操，幫助疏通舊傷處的氣血，相信疼痛一定可以獲得改善。

進行運動時，若是以不正確的角度壓折身體，反而會壓迫到關節，這樣不但無法改善舊傷，還會新添一筆運動傷害，所以運動時一定要注意維持正確的姿勢！

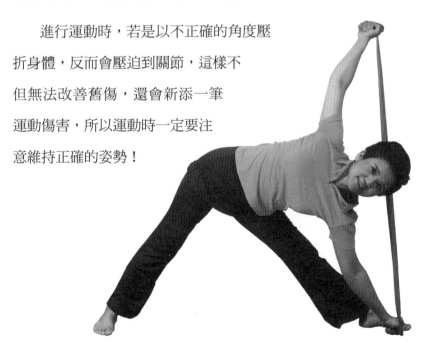

日夜對半，陰陽平衡，找回身體秩序

➠ 規律運動，享受當下；均衡飲食，吃出健康快樂

春分就是晝夜平分的意思，在這一天，白天跟夜晚一樣都是十二個小時。在日夜對半，講求陰陽平衡的春分，特別想談談中庸的養生概念。

中庸的養生簡單來說，就是保持身體機能平衡，不要過與不及。春天是萬物生長的季節，傳染病會增加，免疫系統可以幫助我們防禦病菌入侵，它的強弱反映了身體的抵抗力。普遍有一個錯誤的觀念，以為免疫力越強越好，其實免疫系統反應過度，反而會引發過敏甚至變成自體免疫疾病。所以不是說一味地增強就是好事，重點在於順應四時養生，維持免疫系統以及身體機能的穩定。

要追求中庸，最難控制的往往是我們的心，想要身體功能平衡，絕對不可以忽略情緒的作用。春天氣血循環旺盛，就連情緒也會變得不穩定，要培養好心情，運動跟飲食是不二法門。規律的運動可以促進大腦製造抗憂鬱物質，每次運動完看到學生們臉色紅潤的樣子，我就知道大家一定在運動中把壓力煩憂都拋到九霄雲外，只要專心在運動上，就可以享受當下的快樂。快樂也可以是吃出來

的！大自然早就為我們準備好穩定情緒的各種營養素，像是鈣可以穩定神經中樞、鐵能夠補充活力，這些都存在於蔬果與穀物之中。中醫強調醫食同源的概念，加工品少吃一點，多攝取新鮮完整的食物，身體會越來越好，情緒也能得到修復，飲食的重要性相信大家都知道。

從以上看來，中庸的養生守則聽起來高深，其實一點也不難，只要均衡飲食加上規律運動，就可以把身體的秩序找回來，不需要太多技巧，人人都辦得到喔！

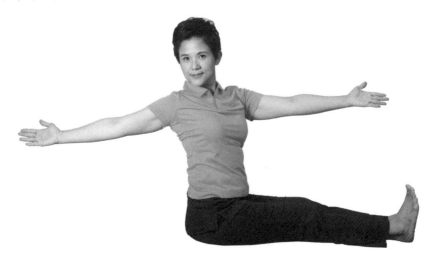

1-10
補益腎氣養出一口好牙

▶ 多做下肢運動，提升元氣，恢復活力

　　做下肢運動居然可以鞏固牙齒！在中醫的觀念裡，腎主骨，牙齒就是骨骼的延伸。腎臟是人體元氣的來源，腎不好，人的精氣不足，這些都會反映在牙齒上。想要補益腎氣，最好的方法就是鍛鍊下半身。

　　最常見的牙齒疾病有蛀牙跟牙周病兩種。春分氣溫上升，百草發芽，百病發作，細菌開始繁殖。若是口內清潔沒有做好，食物殘渣留在縫隙內，細菌就會趁勢不斷滋生形成牙菌斑，牙菌斑製造的酸性物質會腐蝕牙齒，形成蛀牙。牙周病也是一種慢性的細菌感染疾病，它會使牙齦萎縮導致齒根露在外面，齒根失去琺瑯質的保護，一受到刺激就會感到酸軟無力。牙痛不是病，痛起來卻會要人命，所以大人小孩都要勤快地刷牙，保持口腔清潔，讓口內細菌無可趁之機。

　　所謂「牽一髮而動全身」，身體是一個大循環，每個部位彼此都有關聯。即使只是缺一顆牙齒，若是沒有補起來，不但消化功能受到影響，甚至還會因為咀嚼不對稱變得嘴歪眼斜。尤其是因為細

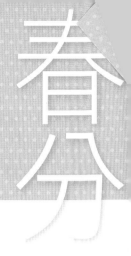
菌感染所造成的牙周病與蛀牙，倘若讓細菌從口腔入侵，隨著血液四處流竄，恐怕會引起心內膜炎等許多疾病。

就中醫的觀點來看腎氣不足除了會導致蛀牙外，對性功能也會有影響。現代男性坐的時間比動的時間長，體力不足，精蟲的活動力也比較差。為了改善這個問題，可以多活動下肢，提升身體元氣，補充腎氣，如此一來不但可以恢復活力，還能擁有一口好牙！

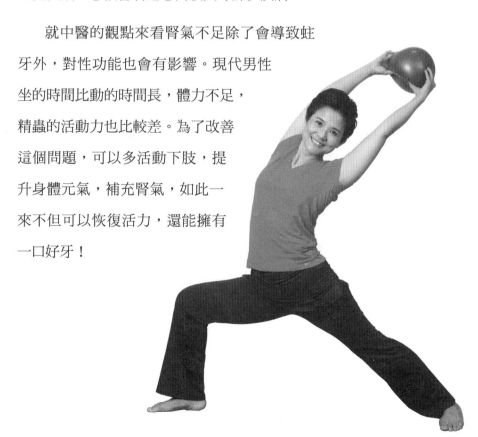

1-11
消滅啤酒肚防痛風

▌▌▶ 強健肌肉與骨骼關節，減少發作

　　春天多風有雨，倘若這股風寒濕冷侵襲我們的筋骨，小心誘發痛風發作。造成痛風的元凶是尿酸，尿酸是一種體內代謝產生的酸性物質，原本應該隨著尿液排出體外，倘若血液中的尿酸濃度過高，無法排出的尿酸便會沉積在四肢關節中，引發白血球的攻擊，這就是造成關節腫痛的原因。

　　痛風又稱帝王病，從這個別稱可以知道，痛風是養尊處優，熱愛美食跟美酒所產生的後遺症。肥胖是痛風的大敵，想要改善痛風，一定要從飲食與體重下手。飲食方面，高普林的食物會引發急性痛風，像是帶殼的海鮮、內臟、火鍋湯等，尿酸值過高的人要盡量少吃。酒精會影響尿酸的代謝，啤酒更是含有高普林，為了健康請把酒戒掉吧！多喝水增加尿量，能夠促進尿酸排出。運動可以增強抵抗力，還能減輕痛風帶來的緊張情緒。痛風大多發生在下肢關節，加強腿部肌肉、骨骼關節的鍛鍊，可以減少痛風復發或是加重的機率。生活起居上，注意別讓自己過度疲勞，作息規律可以穩定尿酸值。

痛風病患以男性居多，為了健康著想，男性朋友請下定決心消滅自己的啤酒肚，趁著春天新陳代謝良好的時候來積極減重！女性通常不會有痛風的困擾，但是過了更年期，因為失去了女性荷爾蒙的保護，罹患痛風的機率增加，生活中要多加小心。痛風急性發作時不要去揉捏疼痛的關節，盡量安靜休息，可以冰敷的方式舒緩疼痛。有一點要提醒大家，那就是不要吃阿斯匹靈止痛，否則會增加血液中尿酸的濃度，反而讓情況變得更糟，建議不要胡亂服藥，趕快就醫才是上策。

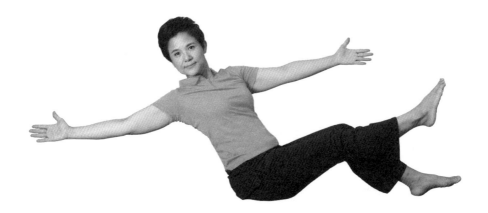

溫和陽氣打造懷孕體質

⮕ 運動調整骨盆，好「孕」來報到

　　時序來到清明，此時氣溫開始回升，倒春寒也差不多結束了。隨著小雨的潤澤，萬物開始孕育新生命。這時藉著天地間溫和的陽氣來保暖身心，積極運動促進全身血液循環，可以改善婦科疾病，增加想要懷孕的女性受孕的機會！

　　現代有許多深受不孕困擾的年輕夫妻，這是大環境造成的文明病，導致的原因很複雜，大致可分為先天的生理缺陷與後天失調。後天失調的話，醫生通常會建議要多運動。就女性而言，規律的作息與運動可以穩定生理機制，讓促進排卵的荷爾蒙正常分泌。子宮與卵巢位於骨盆腔內，在DVD的春季運動中有許多可以矯正骨盆的動作，藉此鍛鍊骨盆底肌群與核心肌群，促進骨盆腔內的血液循環，溫暖骨盆腔與腹腔，有助於提高懷孕的機率。

　　骨盆歪斜也會影響女性的受孕，我有位女性學員結婚很多年一直沒有小孩，她看過醫生也乖乖吃藥，但不管怎麼努力肚子始終沒消息。我跟她說，先別想太多，放鬆心情來運動吧！治療不孕的過程，人會在期望與失望之間擺盪，這是一股很大的心理壓力，但藉

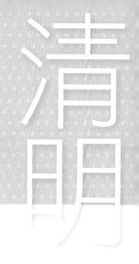

由運動紓解緊張的情緒,對懷孕或對健康都有好處。在帶領運動的過程中,我發現這位學員的骨盆有些歪斜,這樣的肢體架構或許影響到懷孕,我勸她平時要多鍛鍊骨盆矯正角度,她也很有耐心與毅力,從此每週三天會來運動中心報到,經過一年的努力果然有兩位小天使降臨。

當然,生小孩不是妻子一個人的責任,丈夫也要努力打拚,藉由增加自己的運動量,提升體力與精蟲的活動度,一起來完成這項做人的任務!

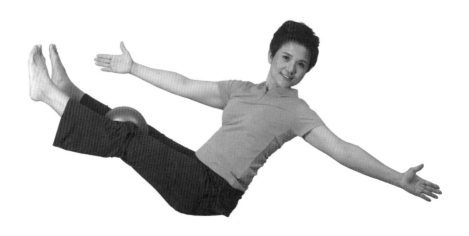

1-13
選雙好鞋春遊更盡興

▐▐▐➡ 鍛鍊核心肌群，中心越穩固，四肢越靈活

　　春暖花開的時節很適合戶外踏青，到郊外遊玩時最好不要穿拖鞋。拖鞋沒辦法穩定身體，尤其是人字拖僅依賴大拇趾與第二趾來抓住鞋子，鞋底無法貼合腳板，而是隨著步伐劈哩啪啦地彈跳，身體不平衡，一個疏忽很容易滑倒。

　　每種款式的鞋子都有它的功用，夾腳拖的強項在於穿脫方便，適合海邊玩水或是短時間外出時穿，但若是需要長時間走路，還是穿運動鞋比較安全。雙腳必須支撐整個身體，選擇鞋子時應以安全與舒適為第一訴求。一雙好走的鞋子會包住整個腳後跟，這樣腳踝才會穩定，鞋底必須達一定厚度並且有避震的效果，倘若鞋底的材質太軟、太薄，步行時足弓會承受很大的壓力，容易造成腳底發炎。

　　除了要有一雙好走的鞋，正確的走路姿勢也很重要。觀察路上的行人，很多人走路的姿勢並不正確，不是像跳躍的麻雀一樣，腳步沒有踩穩就前進，要不然就是彎腰駝背地拖著腳走路。正確的走路姿勢應該要抬頭挺胸，下巴微微內收才不會傷到頸椎，跨步時腳

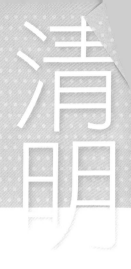

後跟先著地，收緊小腹，隨時留意把重心放在骨盆的位置。為了增加身體的穩定度，可以利用「**仰臥起坐**」來鍛鍊核心肌群，幫助平衡骨盆，身體中心越穩固，四肢就越靈活，如此一來，就算是走在崎嶇的山路上，也可以健步如飛！

　　清明雖然氣溫回暖，但天氣依然有些冷，穿包裹住整隻腳的運動鞋，腿部的血液循環會比較好，肌肉組織柔軟有彈性，發生扭傷的機率也會減低。出外踏青，穿對鞋子就可以玩得盡興！

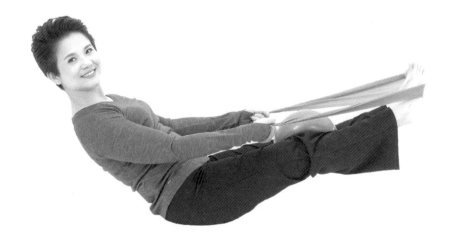

1-14
雨天坐骨神經痛發作，
對治有良方
➠ 伸展下肢，放鬆腰背，減輕壓迫

時序進入穀雨後，最明顯的氣候特徵就是雨量變多了，充沛的雨水有利穀物生長，但空氣中的濕度容易誘發神經痛，此時腰、臀、腿是不是常有不舒服的感覺？答案若是有的話，小心可能是坐骨神經痛發作！

坐骨神經痛不能算是一種疾病，而是一種症狀。坐骨神經是人體最大、最粗的一條神經，從腰椎往下分布於臀腿，若是因為長骨刺、椎間盤突出等狀況壓迫到它，就會導致病痛發生。坐骨神經痛也不是老年人的專利，現代上班族的工作型態不是久坐就是久站，若是缺乏運動或有體重過重問題，腰椎在長期壓迫下，許多年輕人的雙腿也開始出現無力，或是有如觸電般的疼痛。

我在懷孕時因為胎兒比較大，而我的個子又嬌小，壓迫之下出現了坐骨神經痛的症狀。那時我總是扶著腰，一拐一拐地尋求醫生的幫助，醫生開的止痛藥雖然可以暫時抑制疼痛，但只是治標不治本，最重要的還是透過復健治療。除了遵照醫囑積極復健，平日也要注意維持正確的姿勢，再搭配伸展運動，才會好得比較快。

順著節氣來塑身

收錄於DVD的春季運動，最後以緩和的躺姿伸展進入結尾，其中「**十字腿轉腰**」的動作，有助於放鬆下腰背的緊繃，對於舒緩腰、臀、腿的疼痛相當有效。為了預防疼痛，在日常生活中，注意不要長時間維持同一個姿勢，穿高跟鞋、翹腳，以及坐太矮太硬的椅子都會造成腰椎的負擔，應盡量避免，也不要勉強自己提重物以免閃到腰。靠著運動與正確姿勢減輕坐骨神經受到的壓迫，腰腿一帶的痠痛便可得到改善，這些都是我當年的經驗，分享給有相同困擾的朋友們！

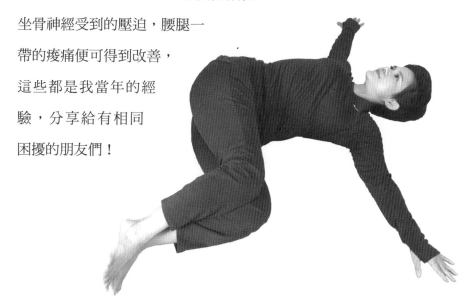

1-15
春夏交替，熟齡肌膚鬧情緒？
▥▶ 靠適當飲食、運動與按摩，告別敏感膚質

　　穀雨是春天最後一個節氣，接下來就要進入初夏，每到春夏交替的時節，常會聽到一些熟齡的姊妹抱怨皮膚發癢與腫痛，「年輕時明明一點問題都沒有，真的是老了嗎？」在更年期之後，因為失去女性荷爾蒙的保護，許多人的膚質會變得敏感，天氣不穩定時，照顧肌膚更要加把勁。

　　在這裡我要提倡「內外兼具的皮膚保養法」，內指的是利用食物從體內調養，外則是靠著運動與按摩來增加肌膚的穩定度。辛辣或含酒精的食物會刺激皮膚，為了皮膚著想要少吃。我特別推薦綠、紅、黑這三種豆類，綠豆可以清熱解毒，有助於美白；紅豆補鐵，多吃臉上會有紅潤的好氣色；黑豆能夠消除自由基，幫助肌膚抗老化。三色豆類一起吃，就是一套完整的美容食譜，為你打造出白裡透紅、年輕有彈性的好膚質。

　　有些人認為，運動流汗會讓皮膚的腫痛更嚴重，但完全不運動反而會加速老化，所以還是要適度地活動身體！若想改善皮膚的敏感與老化，運動時可以從調整骨盆、預防內臟下垂著手。做骨盆運

動有助於矯正內臟位置，維持身體機能，由內而外地增強皮膚的抵抗力，改善季節性過敏，並且預防老化。除了臉部肌膚，也別忽略了頸部，如果頸部布滿皺紋可是會洩露年紀的，藉由伸展頸部肌肉的運動可以消除脖子上的細紋。

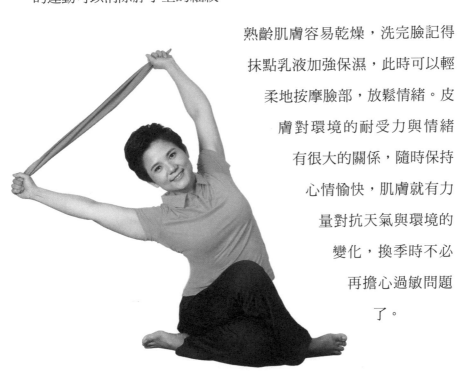

熟齡肌膚容易乾燥，洗完臉記得抹點乳液加強保濕，此時可以輕柔地按摩臉部，放鬆情緒。皮膚對環境的耐受力與情緒有很大的關係，隨時保持心情愉快，肌膚就有力量對抗天氣與環境的變化，換季時不必再擔心過敏問題了。

1-16
擺脫尷尬的尿失禁問題

▊▶ 骨盆底肌肉訓練是有效妙方

　　穀雨的時間約在國曆四月底前後，再過不久，一個重要節日即將到來。沒錯！就是母親節。有一年母親節，有位學生沒有去吃大餐慶祝，反而帶著媽媽來找我做運動，她說：「健康就是我要送給媽媽的禮物！」這真是我見過最有創意的母親節禮物了。父母的健康，就是為人子女最大的幸福，本篇要談的對媽媽來說非常實用，關於如何有效改善婦女尿失禁的問題。

　　年輕時自然生產導致骨盆底肌肉鬆弛，更年期後停經，或是體重增加帶給膀胱壓力，許多婦女在步入中年之後會有漏尿的困擾。尿失禁無法受意識控制，只要打噴嚏、跑步或是大笑，腹部的壓力一增加，尿就會漏出來，有些人甚至嚴重到得用護墊。

　　改善尿失禁最有效的辦法就是做骨盆底肌肉的收縮運動，藉由鍛鍊恥骨肌肉的收縮力緊閉尿道口，小便就不易漏出。這個運動又名「凱格爾運動」，詳細的運動方式，可以請教婦產科醫師或護理師，協助做進一步的訓練。在春天運動的DVD中，也設計了相關動作，例如常做「**躺姿抬臀**」可以預防尿失禁。先躺下，屈膝、腳踩

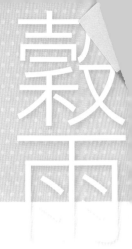
穩地板，將尾椎骨內捲，臀部夾緊，接著利用腰腹臀的力量將臀部往上抬，這能有效鍛鍊到骨盆的肌肉群。

　　長期尿失禁底褲總是濕答答，得到濕疹、泌尿道感染的機率大增，有些人因為擔心異味，整天躲在家裡不敢出門，社交圈越來越小，這些都會降低生活品質。在這裡要跟媽媽們說，尿失禁是身體自然的老化現象，沒什麼好害羞的，若是發現相關症狀，請盡早找醫生治療。尿失禁絕不是無法可治，只要持續做鍛鍊骨盆底肌肉的運動，一定可以讓下半身回復乾爽舒適！

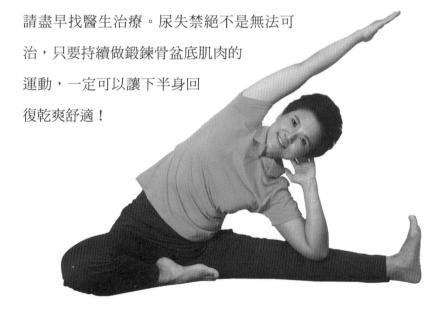

第二章

夏季運動

　　屬於亞熱帶海島型氣候的台灣，每到夏天，會從海上吹來溫暖的西南季風，從五到七月氣候屬潮濕多雨，氣溫也將逐漸升高，直至小暑和大暑這兩個節氣，熱浪席捲，將來到一年中最熱的時刻。天地間的陽氣增加，人體內也會升起一股火氣，夏火傷心，情緒容易煩躁，炎熱耗氣，整日汗流浹背，這些都會消耗身體的能量，因此夏日運動要懂得控制強度，運動完也要記得補充水分。

　　收錄在DVD中的夏天塑身運動，將加強身體各部位的伸展，讓肌肉保持彈力，配合呼吸緩慢打開身體的過程，不但能緩和夏天煩躁的情緒，還能讓體態變得柔軟富彈性。運動流汗促進排毒，強化肝、腎、皮膚三大器官運作，人體新陳代謝好，脂肪就不容易堆積，再配合夏日旺盛的陽氣加強鍛鍊腰、腹、手臂等重點部位，就能穿著短袖短裙，美美地在夏天亮相囉！

去除濕氣，改善虛胖體質

　　小滿、芒種正值梅雨季節，大、小暑會有颱風侵襲，再加上台

灣為海島型氣候，終年溫暖潮濕，在這種環境生活久了，濕邪容易入侵身體，造成水腫跟虛胖。趁著夏天暑氣旺盛，透過運動促進新陳代謝，可以有效排除積存在體內的濕氣。平時有水腫問題的女孩們，推薦做「**躺姿踩腳踏車**」，首先面朝上躺下，將雙腳抬起，如同在空中踩腳踏車一般踩十圈，接著反轉由下往上勾起再踩十圈。這個動作可以放鬆腿部所有肌肉韌帶，加強下肢肌力，對於改善水腫型蘿蔔腿很有幫助。

此外，夏天許多人喜愛暢飲冰飲，這也是導致虛胖的原因之一。雖說在運動完要記得補充水分，但才剛運動完就灌下大量的冰水，不但無法消火氣，身體也會變得虛寒。新陳代謝差，脂肪就會增加，小心連「喝水都會胖」喔！

緊實腰臀，消滅蝴蝶袖

小洋裝、短袖、熱褲、比基尼……，炎熱的夏天正是展現身材的好季節，這時更要整體與局部雕塑兼具。為了能自信地露出手臂，做「**弓箭步側彎、前彎後仰**」、「**開胸夾背前後彎**」這些動作時都會以伸展帶為輔助道具，幫忙修飾手臂線條，消滅四處亂飛的蝴蝶袖。抓伸展帶時手肘一定要打直才有效，否則只是在做白工。

想要有雙修長的美腿，必定需要緊俏的臀部來拉長腿部比例，

因此抬臀的動作，不論在什麼季節都會是塑身重點。「**躺姿抬臀直腿**」這個動作，除了將臀部往上抬之外，還加上抬腿。當臀部頂到最高點時，一腳踩穩，一腳朝天花板伸直，可以更進一步燃燒臀腿脂肪。

做「**躺姿開併腿上捲**」鍛鍊腹直肌，就能擁有平坦小腹。就算正面再迷人，倘若轉身時是個虎背熊腰的背影，那就太掉漆了，做「**站姿上下捲**」可以緊實後背，拉長臀腿後側線條，讓你從前到後都窈窕！

炎夏耗氣，運動養心護心

夏天是養心的季節，在中醫的觀念中，心並不單指胸腔內那顆蹦蹦跳的小肉球，而是與整個精神情緒有關。夏天因為火氣大容易煩躁，導致吃不好、睡不著，對身體造成負面影響，該如何平靜情緒也是夏日的養生課題之一。做「**貓拱背**」學著貓伸懶腰來延展脊椎與頸部，專注於呼吸，隨著身體越來越放鬆，情緒同時也能得到舒緩喔！

夏天的站姿運動大多會在腿內側夾一顆抗力球作為輔助，抗力球能幫助穩定身體，讓運動更輕鬆，這個設計也是因應炎熱容易耗氣的特點，在運動時希望大家不要勉強自己，因此稍微降低運動難

度。

　炎夏的悶熱導致食慾不佳，整體來說，夏天的體重會比其他季節輕一些。然而若是任由炎熱耗損身體能量，吹冷氣、喝冷飲導致體虛氣寒，不但氣色不好，也容易因為活動力降低導致發胖。春夏養陽，夏日養長，在夏季盡情讓陽氣生長，打好身體基底，才有體力面對多變的秋天氣候以及冬季的嚴寒！

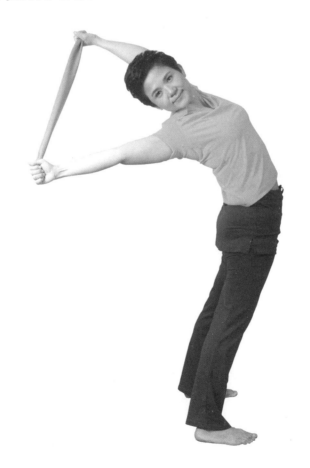

調整身心迎夏天

▊➡夏日養生第一道課題：降火氣

　　立夏是一個轉變的季節，此時春天還沒遠去，夏天逐漸嶄露頭角。反覆無常的天氣會使新陳代謝不平衡，再加上立夏的氣候多風乾燥，此時人體的水分會因為呼吸以及排汗大量流失，就算喝很多水還是容易覺得口渴。綜合以上原因，大腦中管理體溫的中樞神經失靈，生理機能失調，身體就會產生「上火」的症狀。

　　夏天容易出現的口乾舌燥、便祕、小便顏色偏黃，或是眼睛痠澀、布滿血絲，都是火氣大的表現。為了替身體降火氣，生活起居不要太勞累，作息規律，平日多補充水分促進新陳代謝，利用汗跟尿液將熱性物質排出。飲食方面要清淡少油膩，可以多吃新鮮蔬果跟豆類，這些都是很不錯的解暑食物。除了身體上火，當氣溫逐漸升高，我們的心火也會越來越旺盛。在中醫的觀念中，心是指情緒與意志，五臟六腑都是由心來掌管，只要保持內在情緒穩定，不論外在的氣候如何變化，身體都不容易出問題。

　　在這個節氣多伸展脊椎可以幫助維持身體機能。脊椎位於人體的正中央，從頭到軀幹連結許多重要的器官與神經，藉由調整脊椎

能夠平衡中樞神經，對於控制正常體溫，以及維持生理功能正常運行很有幫助。五行中以「火」來代表夏天的氣候特點，立夏之後氣溫將逐漸攀高，炎熱的天氣會對身體造成耗損，因此更要運動儲存體力，才有辦法適應夏天的高溫。

　　藉由運動與情緒管理，來平衡溫度變化所造成的失衡，這就是夏季養身的第一道課題，一起以積極的心態來迎接夏天吧！

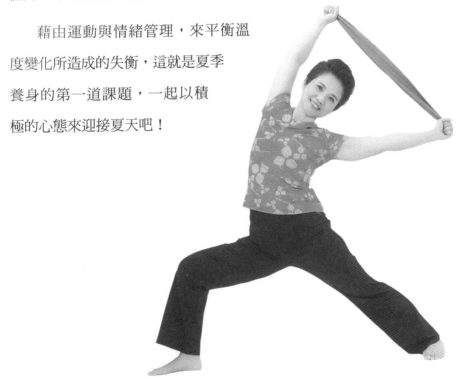

2-2
男性更年期保健

▋➡ 積極運動，豐富人生下半場

　　大家會不會覺得自家老爸年紀越大越固執，請先別急著跟爸爸吵架，他可能正在經歷「男性更年期」。男性更年期普遍發生於45-60歲，但因為症狀不如女性明顯而容易被忽視。這個年紀的男性會有肥胖、健忘、攝護腺肥大等諸多問題，而且覺得自己的人生開始走下坡，意志也越來越消沉。為人子女者，該如何幫助爸爸度過這將近十年的人生轉型期呢？

　　人都會老，但只要好好照顧身體，歲月不一定會帶走健康。我的學生中有位87歲的楊爸爸，不久前才與妻子攜手勇闖南極，堪稱冒險王。南極可不是人人都能去，行前必須經過嚴格的身體檢查，旅途中還得面對嚴寒的氣候，以及搭機換車的勞頓。觀察楊氏夫妻的生活就能發現，他們令人羨慕的體能與意志力並非一蹴可幾，楊爸爸天天上健身房、練瑜伽，長年不間斷地運動讓他像年輕人一樣，能夠完成各式各樣的挑戰。

　　台灣有句俗諺：「立夏補老父」，在這個節氣要特別注意爸爸的健康。立夏因氣候多變情緒起伏會比較大，若是又正處於更年期

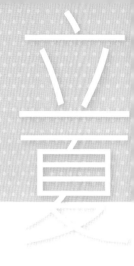

的低潮中，很容易覺得心煩意亂。為了改善男性更年期不適的症狀，爸爸們可以藉著運動來穩定情緒，多加強下半身肌力，改善中年男性常見的肥胖以及心血管疾病，做伸展操提高關節靈活度，並預防膝蓋退化。瑜伽中的「**蝗蟲式**」可以保養攝護腺跟膀胱，對男性來說是不錯的保養運動。更年期是身體的自然現象，它在提醒我們，要好好保養使用了大半生的身體，藉著這個機會陪老爸找到適合自己的運動，養成運動習慣，就可以擁有充滿活力的老年期！

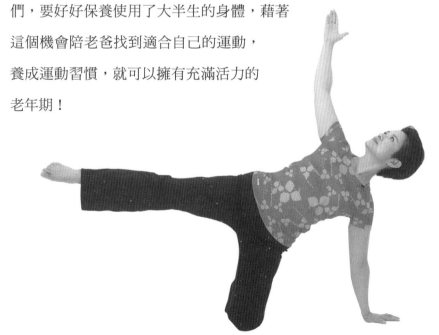

2-3
好情緒帶來好腸胃

⫸ 天氣炎熱胃口差，放鬆心情顧消化

　　古代名醫們一再強調，夏天是養心的季節。越來越熱的天氣會消耗大量的體力，保持內在平和就能夠對抗暑熱，若是養心的功夫沒做好，在高溫與壓力的夾攻下，首當其衝，第一個出問題的就是消化器官。

　　相信很多人有這樣的經驗，跟親近的家人好友相聚時，簡單的飯菜就很美味，反之若是一頓戰戰兢兢的商業午餐，就算美食當前依然一點胃口也沒有。情緒性壓力會直接影響消化功能，造成肌肉緊繃、交感神經失衡，長久下來會引起各種腸胃疾病，像是打嗝以及胃、腸脹氣大多是緊張性的肌肉反應，胃潰瘍則是因為長期處在壓力下，導致胃黏膜變薄，胃壁容易受胃酸侵蝕而產生。

　　在中醫的觀念中，脾胃是人體氣血生化之源，消化系統強健才有能量對抗酷暑。為了放鬆心靈、提升胃腸功能以安度夏季，建議大家可以做「**貓拱背抬腿內捲**」這個動作，模仿貓伸懶腰的姿態能夠徹底放鬆身心，接著肚子內收，將腿往頭部方向內捲，如此可以更進一步按摩位於腹部內側的消化器官，增加腸胃蠕動、促進排

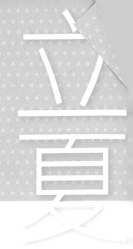

便，還可以減少腹部的贅肉，可說是一舉數得。

　　除了運動，放鬆心情的方法還有很多種，趁著好天氣到郊外走走、親近大自然，或是聽聽音樂、看看書，都是很好的抒發管道。清淡飲食對於穩定情緒也很有幫助，夏天要多吃富含膳食纖維的蔬菜水果，像是番茄有豐富維他命C，涼拌菜能夠促進食慾都是不錯的選擇。只要做到心平氣和，再加上均衡飲食與規律運動，這就是安定身心，保護腸胃最有效的方法！

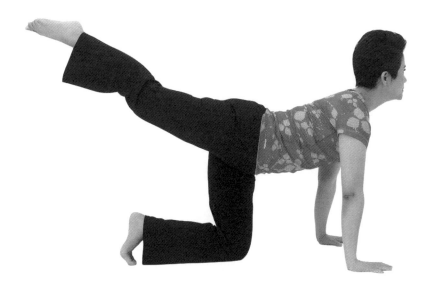

2-4
打造白裡透紅好膚質
➠ 養心調心，暗沉、斑點與痘痘通通退散

　　小滿時節適逢梅雨季，氣候悶熱潮濕，很容易發生各種皮膚病變，在這個時候要特別注意皮膚健康。說到健康的肌膚，第一個想到的形容詞應該是白裡透紅吧！想要打造出乾淨明亮的膚質，氣血一定要充足。中醫說：「心主神，其華在面。」心臟能帶動整個身體的氣血循環與新陳代謝，老舊廢物順利排出，皮膚不會長斑跟痘痘；血氣充足，面色自然不會萎黃暗沉。比起用昂貴的面膜和保養品，只要有健康的心肺功能，就能輕鬆解決各種肌膚問題。

　　可以從兩個方向來進行「養心」的工作，一是從「精神情緒」著手，由於壓力是美容大敵，心情不好時人們會唉聲嘆氣，這是因為煩躁、焦慮的情緒讓氣的運行受阻，只好藉著喘大氣把阻塞的氣排出體外。另一個方法是藉著運動來養心，擴展胸部、加強腿部肌力的動作都能增強心肺功能。特別建議大家要多活動脊椎，現代人常常縮在椅子上一整天，活動脊椎可以幫助展開心、胸、顎、喉腔，如此一來腹部的熱氣就可以順利上升到胸腔，讓心室與血液都充滿著溫暖的能量。此外也千萬別忽略，皮膚本身就是人體最大的

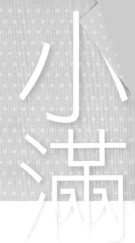
排毒器官，藉由運動所產生的汗水，可以代謝掉會使肌膚老化的酸性物質。

運動能幫助我們樂觀思考，讓身心都產生正向的循環。現在即使運動中心的課很忙，學生們常常告訴我，我看起來總是精神奕奕，皮膚狀態也很年輕，這都是運動帶給我的禮物。只要保持運動與好心情，皮膚就有能力對抗壓力與環境變化，自然會顯得清爽而有光彩！

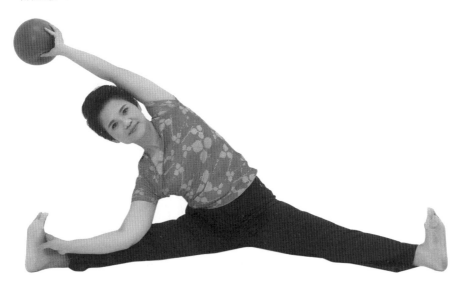

2-5
解決梅雨季的水腫問題

▮▮➡ 鍛鍊下肢，代謝多餘水分

　　每到梅雨季，你會不會覺得自己好像胖了一圈？身體浮腫、手腳緊繃，一覺起來雙眼皮居然變成了單眼皮！其實你並沒有變胖，而是水腫的關係。水腫的原因在於體內的水分失去平衡，這個機制很複雜，有可能是靜脈回流不順，或是老舊廢物滯留的關係，而潮濕的環境會使症狀加劇。

　　為了改善水腫，在這個節氣我們可以加強手與腳的運動。尤其是腿部，小腿肌肉可以把下半身的血液推回心臟，但一般女孩的腿肌都不夠發達，導致水分容易積存在下肢。平時做「**躺姿踩腳踏車**」運動大、小腿的肌肉，「**轉手臂、側彎**」等動作，可以促進上肢的淋巴循環，也可以躺著將腿抬高靠在牆上，利用頭下腳上的姿勢對抗地心引力，幫助靜脈回流。飲食方面，鈉含量較高的食物會使水分滯留在體內，像是香腸、滷味等煙燻類或較鹹的食物，有水腫問題的朋友要避免過食。有些人可能會想，水腫是因為體內有太多水分，那少喝點水問題不就解決了，請千萬別這麼做！水分攝取不足人體代謝減緩，反而會使水腫更嚴重，而且人體可藉由汗水與

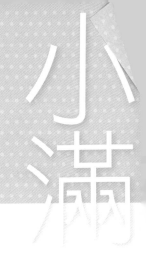
尿液來排出毒素，不喝水會增加腎臟的負擔，對身體造成許多傷害。

　　一般來說，水腫分為病理性與生理性的，生理性的水腫會受天氣、經期、睡眠所影響，可以藉著運動與正常的生活作息得到改善；病理性的水腫則是心、腎功能出了問題。倘若懷疑自己的水腫有可能是病理性的，建議要去醫院做詳細的檢查，不要私自用藥或是誤信偏方，否則會錯過治療的黃金期。

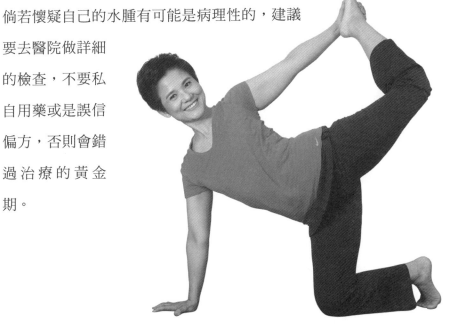

女性保養之道──做骨盆運動

⮕ 改善婦科疾病，提高受孕力

　　子宮、卵巢等生殖系統是孕育下一代的場所，是女性身體重要的器官，想要保養生殖器官一定要注意保暖。自我有記憶起，母親對保暖這件事就非常嚴格，總是耳提面命地告誡，不可以吃冰、不能洗冷水澡，穿裙子要穿絲襪腿才不會冷，每次月經結束時，總不忘燉一碗好喝的四物湯，要幫我補血暖子宮。

　　這些觀念其實是中醫傳承數千年的智慧，感謝老媽用心的照顧，幫我打下了很好的體質，即使在最繁忙的年輕歲月中，我的生殖系統也很平安健康。中醫說「寒則殺，暖則生」，人類是恆溫動物，體溫正常維持在36-37度之間，若因貪涼導致身體受寒，阻礙血氣循環，造成血瘀的狀況，脂肪與毒素不斷累積之下，會對生殖系統產生負面影響，輕微的話會經痛，嚴重一點恐怕會造成早產、流產或是不孕。

　　運動是提高溫度、溫暖身體的好方法，為了保養生殖系統，我建議大家要多做「骨盆運動」。骨盆之中收藏著子宮與卵巢，它位於女性身體中心，就像身體的地基一般，需要承擔上半身的重量。

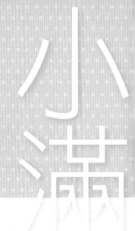

做骨盆運動可以促進骨盆腔內的氣血循環，「氣通則血暖」，血暖身體才有能量，如此可以提升子宮的受孕力，也能夠將伺機入侵的病菌擋在門外，改善各種婦科疾病。此外不良的姿態會造成骨盆偏移，不但生殖與泌尿功能降低，老化也會提早報到，平日要特別注意自己的儀態，切記不要翹腳。

從成長到生產，子宮與卵巢將伴隨女性一生，飲食上「戒寒食暖」，經常做骨盆運動，這就是女性的保養之道！

端午節啟動全面排毒

➡️ 從身到心，徹底大掃除

　　芒種適逢端午節，這天氣溫升高，蚊蟲蠢蠢欲動，許多自古流傳至今的節日活動其實都與防疫有關。門口高掛的艾草相傳可以趨邪，保佑身體健康；利用氣味濃郁的植物製作成香包，讓蚊蟲不敢近身，古人開始進入預防夏日瘟疫的大作戰。除了注意蚊蟲細菌導致的傳染病，趁著這個時節，利用太陽的能量替身心來一場消毒吧！

　　對我來說，要排除體內毒素最棒的方法就是活動身體。現在生活太方便，出門有電梯、交通工具代步，我們更要藉由運動來補足平時缺乏的活動量，強化腿部肌力以增強心肺功能，促進血液與淋巴循環，順利啟動身體的排毒機制。在這個時節，我很喜歡在陽光下散步，藉由陽光的能量自然殺菌，讓步行幫助氣血運行順暢、提振精神。不過請特別注意，芒種的暑氣雖不如大、小暑旺盛，但正午的太陽已經很毒辣了，外出請避開中午這個時間。

　　想要擁有完整的健康，不可忽略「心」的養護。在中醫體系中，所謂的「心」不只是胸腔內那顆蹦蹦跳的心臟，而是與我們的

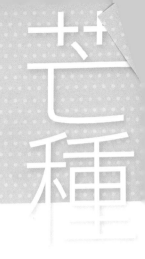

思想情緒形成一個完整的系統，人的情緒對身體有很大的影響，

當心情悶悶不樂、焦慮不安時，會產生心靈上的毒

素，連帶地身體也受到影響。

夏天心火旺盛，容易有煩

躁、倦怠的感覺，這

段時間更要時時提

醒自己保持愉快的

心情。藉著規律

的運動，穩定情

緒、排出毒素，

從心到身有一個

全面的平衡，這就

是以節氣養身最重

要的精神！

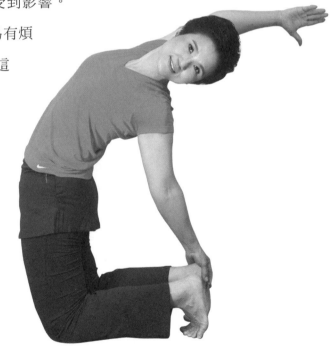

2-8
夏日炎炎不怕鬧肚子
▸ 不灌冰水，做腹部運動、腹式呼吸與腹腔按摩

　　日頭赤炎炎，炎熱的天氣會使消化功能衰弱，悶濕的環境容易大量孳生細菌造成食材腐敗，稍不小心吃到變質的食物，上吐下瀉就找上門。

　　消化系統與身體健康息息相關，我們吃下食物後，消化器官會將它轉變為營養素，並吸收以供身體活動。為了確保消化功能在夏日也能正常運作，建議多做腹部運動，強化腰部和腹部肌群以促進腸胃蠕動，讓肚子一帶的血液循環順暢。做運動時請搭配腹式呼吸，在一吸一吐間收縮腹部，深度按摩腹腔，放鬆胃與腸。倘若有腹痛、脹氣等症狀，建議按揉位於肚臍正上方約五寸處的「上脘穴」、肚臍上方約四寸處的「中脘穴」，以及位於肚臍左右兩側約兩寸處的「天樞穴」，這幾個穴道能夠有效減輕腸胃的不適，揉按的強度請以自己的耐受度為基準。

　　飲食方面要注意衛生，飯前勤洗手，處理食材時要把生食與熟食分開。少吃油膩的食物，否則容易引起消化不良。此外在夏天大口灌下冰飲雖然暢快，但是大量的冰水會引起胃腸壁收縮，造成胃

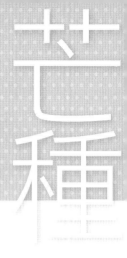

痙攣，請一定要節制。

　　吃飯的時候，對食物抱持尊重也充滿療癒效果。小時候父親很喜歡考我跟弟弟昨天晚餐吃什麼？這個小遊戲並不單在考驗孩子的記憶力，還有要求我們「認真吃飯，珍惜所吃到的食物」的深意在。抱著感恩的心，細嚼慢嚥每一口飯菜，不但可以減輕腸胃負擔，感謝的正向意念還能維持消化機能平衡。注意飲食，持續運動，再搭配穴道按摩，就能有效改善腸胃不適。消化功能正常，才可以精力充沛地享受夏天！

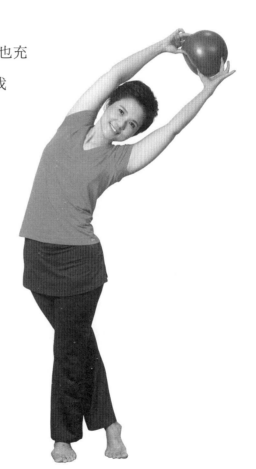

2-9
預防冬季痠痛的關節運動
▉▶ 夏日除濕好時機，少吹冷氣多運動

　　六月上旬多雨又悶熱，長期生活在潮濕的環境裡，小心濕邪入侵筋骨並埋伏在經絡中，到了冬天便會引起各種關節痠痛。流汗能夠幫助排出體內的濕氣，雖然悶熱的天氣讓人懶洋洋，但只要積極運動，就可以促進代謝，幫助身體除濕，請大家越懶越要動。

　　冷氣也是身體累積濕氣的一大幫兇。現代生活很便利，即使天氣悶熱潮濕，只要把冷氣打開，還是能過著涼快的生活。然而在恆溫系統的控制下，人體反而會喪失產熱散熱的功能，皮膚失去了藉著排汗調節體溫的機會，原本該隨著汗水一併排出的廢棄物就會一直積存在體內。為了改善這個狀況，平時我盡量少開冷氣，上課時就算有冷氣也不會將門窗全部關閉，而是略開一扇門或窗，透過自然的空氣對流驅散二氧化碳。

　　趁著夏天陽氣正盛，加強肩關節、肘關節以及髖關節的活動，可以有效預防冬季濕邪對關節的傷害。運動能夠活化沾黏的肌肉群，增加關節靈活度。搭配「伸展帶」（或毛巾）來強化手臂的肌肉力量，肌力強化了有助於穩定關節，平日活動就不容易扭傷，還

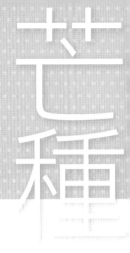

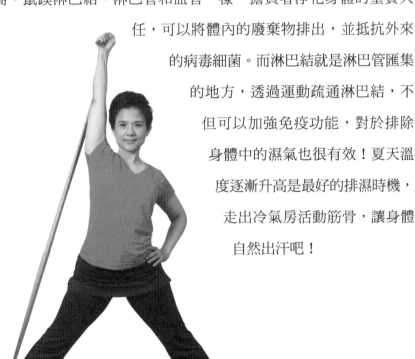

可以改善長時間使用電腦所造成的痠痛。肩、髖關節周圍分布有腋窩、鼠蹊淋巴結。淋巴管和血管一樣,擔負著淨化身體的重責大任,可以將體內的廢棄物排出,並抵抗外來的病毒細菌。而淋巴結就是淋巴管匯集的地方,透過運動疏通淋巴結,不但可以加強免疫功能,對於排除身體中的濕氣也很有效!夏天溫度逐漸升高是最好的排濕時機,走出冷氣房活動筋骨,讓身體自然出汗吧!

活用雙手撫平焦慮

⫸ 疏通氣血，神清氣爽迎盛夏

　　你知道嗎？我們的雙手具有疏通氣血的療癒功能。在暑氣把人折磨得睡不著的夜晚，萬能的雙手能幫助我們穩定因為暑熱而躁動的情緒。

　　時序進入夏至，即將來到最熱的七、八月，氣溫也開始飆高。中醫說「暑易傷氣」，夏熱的確會阻礙身體的氣血循環，讓人心煩意亂，甚至影響到睡眠。此時該如何平緩因暑熱而煩躁的「心」呢？在這個時節，可以加強調息與靜心的工夫。俗話說「心靜自然涼」，就是夏日精神調養的一大法則。除了時時保持樂觀，還可以藉由徹底放鬆身體來寬闊心靈。

　　在這裡要分享一套非常簡單的自我按摩法，叫做「**躺姿揉按放鬆式**」。這套按摩最重要的，同時也是唯一的工具，就是我們的雙手。溫熱的掌心，能夠引導鬱結的氣血流動，調和順理身心。為了要徹底放鬆，建議在洗好澡後舒適地躺在床上進行。首先將掌心搓熱，以溫熱的手掌覆蓋在肚臍眼上，深層地呼吸三次，接著揉按身體各個痠痛的地方，這些輕柔的按摩動作，能夠將堆積在肌肉間的

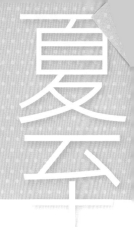

乳酸，以及一天下來引發的各種煩躁通通釋放！隨著「廢棄物」的排除，你會發現肌肉開始放鬆，心情也恢復平靜，人便容易入睡了。

睡眠時，人體各個器官可以得到深層的修復，一夜好眠的效果遠勝過吃藥。白天被暑氣與工作折磨了一天，倘若晚上還睡不好，那真的是太辛苦了。因此在這個季節，特別推薦能夠舒緩煩躁、幫助睡眠的自我按摩，讓酷暑中的你輕鬆保持神清氣爽。

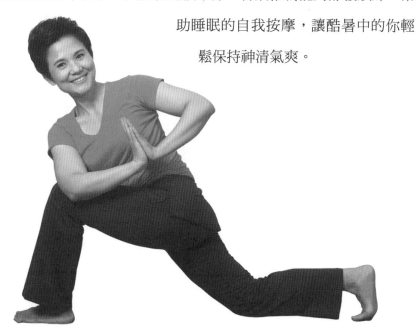

2-11
擺脫泌尿道感染，清爽一夏

IIII➡ 做骨盆運動、多喝水，細菌不孳生

　　一堂瑜伽課結束後，學員陸續離開教室，有學生走過來，看她欲言又止的樣子，可以猜到她想說些什麼。「老師，最近我小便時尿道會有灼熱的感覺，而且一天跑廁所的次數變多了，不知道有沒有改善的方法？」果然是尿路感染的問題，這段時間的確容易有這個困擾！女性因為天生骨盆形狀圓潤，容易出現偏移的狀況，再加上尿道長度比較短，容易被細菌入侵而造成發炎。尤其夏天常流汗，悶熱的貼身衣物正好是細菌孳生的溫床，稍不注意，泌尿系統就會出問題。

　　多做骨盆運動對於改善泌尿道感染有一定的幫助，通常我會推薦有此困擾的同學做「**躺姿抬臀**」。首先請將臉朝上平躺，雙膝屈起雙腳踩穩，腳踝在膝蓋正下方，接著將臀部慢慢往上挺，到最高點時停六個呼吸，之後再一層層地將胸、腰、腹、臀放下。這個動作能有效鍛鍊腹部與大腿的肌肉，強而有力的肌肉就像最牢靠的支架般，能夠幫忙固定骨盆、矯正歪斜，還可促進骨盆腔內的血液循環。骨盆底肌肉經過訓練，收縮的能力增強，連女性常見的漏尿問

題都可以改善。因此不論有沒有尿路感染，一週練習三次，對女性朋友而言是很好的自我養護。

　　女性除了多做骨盆運動，日常生活中要注意一些小細節，建議多喝水，多吃蔬果，千萬別憋尿。此外，為了避免糞便的細菌接觸到尿道，排便後的清潔，要從尿道往肛門的方向擦拭，不要反向或來回擦拭。預防感染並不難，只要多留意即可。但若是已經出現感染症狀（頻尿、尿急、小便時尿道有灼熱感等），必須看醫生接受治療，否則問題拖久，轉變為血尿跟發燒，那就糟糕了！

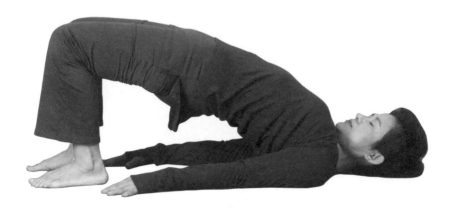

給窩辦族的手臂伸展操

▮▮▶ 驅除空調寒氣，動一動促進循環不痠痛

　　許多上班族可能會以為，手臂痠痛是電腦打太久的關係，當然這也是原因之一，但自然節氣與生活環境對肌肉不適也有很大影響。請回想一下自己在夏天的生活模式，是不是整天窩在開著冷氣的辦公室？密閉的中央空調房就像一個大型的冷藏室，寒風不斷吹襲，倘若忘了帶件禦寒的薄外套，就只能任寒氣從毛細孔侵入骨脈筋肉皮。中醫認為人有十四經絡，其中心經沿著手臂循行，在夏天心經會因為炎熱發生病變，連帶引起手臂不適。內外因素夾攻之下，此時很容易出現手臂痠麻的症狀。

　　運動是舒緩這類痠痛最有效的方法，活動身體可以產生熱能，使因冷氣而受涼的手臂變得溫暖，血液循環順暢，經絡就不會阻塞了。這裡介紹一組很適合窩辦族的簡易運動，當手臂因疲勞與寒冷而感到不舒服時，趕快停下工作來伸展一下吧！首先，將手指用力往外彈，活動活動敲了大半天鍵盤的手指，或是握拳輕柔地左右畫圓，鬆開關節。準備兩個500cc的寶特瓶，裝滿水，運用自製的小啞鈴來練舉重。最後藉由翻轉手掌帶動手臂與肩膀的扭轉，讓整條上

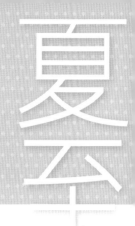

肢的肌肉、關節、韌帶得到放鬆。做個一兩回你會發現，不但痠痛減輕，手也不再冷吱吱。

　　除了上班族，家庭主婦做家事常需要提重物，很容易罹患網球肘等手部過勞疾病，這組伸展運動也很適合平日為了家務操煩的媽媽們。手臂受涼導致血液循環不佳，還會影響神經系統傳導，連帶引起胸悶、頭痛、鼻塞等症狀，請大家別忽視痠麻所傳達的身體警訊，隨時伸展才不會積勞成疾！

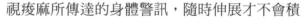

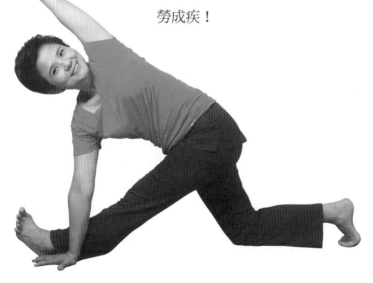

2-13
比吃安眠藥更有效的入睡法
▓➡ 睡前做伸展，夜裡不數羊

　　時序來到小暑，接下來就要進入一整年中最熱的時期。夏天心火旺盛，悶熱煩躁纏身，即使到了該休息的夜晚，還是翻來覆去睡不著，此時除了數羊外，還有什麼好方法可以幫助入眠？只要在睡前做伸展，就可以有效舒緩肌肉，連帶著壓力也能得到釋放，當身心都放鬆，睡意自然就會出現了！

　　據統計，台灣45歲以上者有八成曾面臨睡眠障礙，其中又以女性占大多數。天氣轉變、生活中的各種壓力、生理期、更年期的賀爾蒙變化，都有可能對睡眠造成威脅。導致失眠的原因五花八門，最有效的改善方法就是「放輕鬆」！我自己也曾因為工作與家庭的雙重壓力，經歷過好長一段得靠吃藥才睡得著的日子。直到接觸瑜伽才體認到，運動可以平息雜念，心裡的負擔放下後自然就能一覺到天亮。

　　睡前做伸展要掌握兩個重要原則，一是動作慢一點，二是呼吸深一些，若是運動過於激烈反而會讓情緒亢奮，結果更難入睡，所以要以不流汗的溫和動作為主。建議先洗好澡，舒舒服服地進行效果會更好！在睡覺前做收錄於DVD的「**收功操**」，能夠深層放鬆

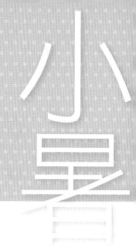

全身肌肉、關節，舒緩白日的緊張，讓身體達到一個穩定平衡的狀態。瑜伽體位法中的「**貓拱背**」是在模仿貓伸懶腰的姿勢，讓頸椎到尾椎如波浪般以穩定的頻率律動，可以伸展脊椎，調節體腔內的五臟六腑，有很好的放鬆效果。請注意！本套收功操包含許多地板動作，若是在彈簧床上運動，有可能因為不穩定而導致手腕、手臂、肩膀等關節處受傷，請務必在鋪好瑜伽墊的地板上進行。

　　緩慢且有節奏地吸氣、吐氣可以穩定情緒，做伸展時將專注力放在呼吸上，這樣身體跟心靈都能得到更深層的修護。不論是瑜伽還是皮拉提斯的課程，我最後都會保留一段閉上眼睛、躺下休息的時刻，即使時間不長，許多同學往往會睡著。由此可見徹底運動身體，將雜念、老舊廢物隨著汗水排掉，藉著伸展放鬆肌肉，緩慢且深層的呼吸沉靜情緒，就可以擁有超棒的睡眠品質。或許是因為這種效果太好了，曾有學生對我說：「光是想到老師妳的臉就可以一夜好眠！」倘若你有睡眠問題，在求助安眠藥或肌肉鬆弛劑之前，不妨先試試運動伸展，給身體一個自然放鬆的機會吧！

給電腦族的肩頸伸展操

⟶ 長時間姿勢不良，快來轉肘、鬆肩、擴胸、頸畫圓

　　根據統計，上班族最容易發生痠痛的部位就是肩膀與頸部，這是因為長時間用電腦、滑手機，不知不覺中形成頭頸前傾，彎腰駝背的彆扭姿態，久了難怪肌肉受不了。在小暑節氣，趁著肩頸的血氣循環正旺盛，利用伸展操一舉解決這個問題吧！

　　夏天的養生之道在於養心，從經絡的概念來看，小暑這段時間心經的氣血循環會非常旺盛，而與心經互為表裡的小腸經也會跟著活絡起來。小腸經走肩頸，趁著氣血活絡時做伸展，可以快速紓解肩頸的不適。轉動肘關節來放鬆肩膀，做擴胸動作能舒展肩頸及胸部的肌肉群，前後左右活動頸部可以有效恢復頸周圍肌肉的彈性，不論是在辦公室，或是長時間閱讀時，只要覺得肩頸開始有僵硬的感覺就可以隨時伸展一下。做完伸展運動後，再將雙手掌心搓熱包住喉嚨與脖子，深呼吸數次，能更進一步放鬆肌肉組織。

　　做肩頸運動要小心，轉動脖子、做前後左右畫圓的動作時，要記得都是用下巴帶動，千萬別快速地甩動頸椎。這是因為，頸部是連接大腦與軀幹的重要部位，須承擔腦部重量，因此頸椎周圍的肌

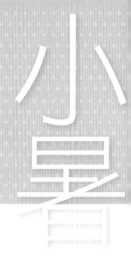

肉，在受力上比其他關節更為複雜。而且頸椎內部有一條重要血管，將血液輸送到大腦，不論是按摩或是運動，一定要小心別傷害到此條血管，在嚴重的情況下甚至會導致中風。若是伸展時有頭暈，呼吸不順暢，甚至出現頭部脹痛的情形，此時就不要勉強運動了，先停下來休息一下，深呼吸然後喝杯溫開水放鬆身體。

　　除了伸展之外，熱敷可以使局部血管舒張，促進血液循環，將造成痠痛的乳酸代謝掉。方法很簡單，只要用毛巾包住熱敷袋，熱敷肩頸痠痛處約十分鐘即可，但要注意熱敷的溫度並不是越高越好，小心別燙傷。如同一開始所提，不正確的姿勢是導致肩頸痠痛的元兇之一，在使用電腦的時候要記得抬頭挺胸，將下巴收起。飲食方面，少喝酒、咖啡等刺激性的食物，多吃芝麻、蒜頭可以促進血液循環。肩頸痠痛是很普遍的文明病，不正確的姿勢會使肩頸部的肌肉過勞，還有可能引發頭痛、失眠、耳鳴等症狀，請不要輕忽這個問題，時時提醒自己維持正確姿勢，常常做伸展運動，才可以防範於未然！

2-15
抗老化從下半身開始
▸ 鍛鍊腿肌，身體年輕20歲

　　我的學生中有一位92歲的人瑞級奶奶，身體非常硬朗。有一回她去在國外的女兒家小住，住了一段時日，女兒跟她說：「媽，管理員要我轉告妳，如果妳不會按電梯，請他幫妳按就好，否則爬樓梯太累了。」奶奶回答：「誰說我不會按電梯，只是妳們這邊沒有山讓我爬，我就只好爬樓梯囉。」女兒住在19層的高樓，這個高度對奶奶來說只是日常運動而已。

　　從人瑞奶奶的例子可以得到印證，只要保持雙腿的行動力，人就不容易衰老。肚臍眼以下是我們泛指的下半身，為了負擔上半身的重量，人體有70%以上的肌肉集中在下半部。腿部肌力足夠，才有辦法對抗地心引力，順利將血液往上輸送回心臟，因此雙腿亦被稱為人體的「第二顆心臟」。腿部衰退並不是老人家的專利，年齡層從30-90歲都有可能發生，不耐站、不耐走、常抽筋、靜脈曲張、腳趾頭冰冷，都是肌力退化的表現，年輕人也要積極鍛鍊，為自己存下健康的資本。

　　鍛鍊下半身有很多好處，雙腿充滿力量，能夠幫助身體保持平

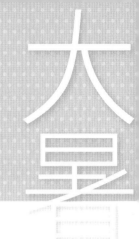

衡，還可促進血液循環；韌帶富有彈性，就能降低受傷的機率；增強大腿前方股四頭肌的肌力，可以穩定膝關節，保護膝蓋。做下半身運動還能調整體態，健康與美麗一舉兩得。收錄於DVD中的夏季運動有許多雕塑腿部的動作，「**半蹲前彎後仰**」可以緊實臀腿後側，讓雙腿看起來更修長；「**弓箭步側彎**」能強化腿內側肌群、修飾體側曲線。我們的身體只要不使用就會迅速退化，有健康的雙腿，即使年歲漸長也能與家人朋友一同旅遊或爬山。多活動、時時有新的刺激就能保持年輕，而鍛鍊腿力就是預防老化的最大關鍵！

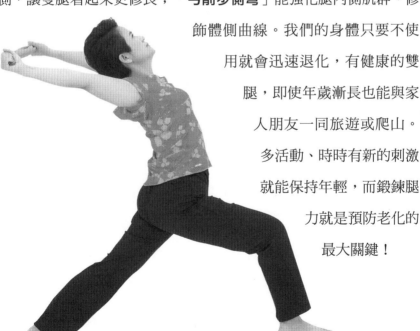

2-16
把握盛陽之氣調理體質
➠ 趁著大暑做運動，冬天不流鼻水

　　冬天常見的咳嗽、氣喘、流鼻水，不一定等到天氣轉涼才處理，最熱的大暑天，才是改善呼吸道疾病的好時機。很多人冬天都有呼吸道的問題，從中醫的觀點來看，這是身體帶有濕氣所引起的，夏天濕氣受陽氣抑制，到了冬季寒氣侵襲，體內濕氣順勢而起就會引發肺部病變。「冬病夏治」是在夏天時運用太陽的能量，去除體內的寒與濕，利用「治本」的方式，對抗頑強的冬日宿疾。

　　趁著大暑，透過運動來促進身體循環。為了有效去除濕氣，建議大家加強胸腔跟下肢的鍛鍊。瑜伽中的「**上犬式**」有助於擴胸，在做這個體位的過程中，胸腔會徹底開展，頸部也會伸展，此時可以感受腹部有股熱氣穿過胸腔上升到喉、鼻腔，藉此可淨化呼吸道，提升肺活量，並使血液中的氧氣增加。雙腿又被稱為人體的第二顆心臟，肌肉中密布著血管與微血管，隨著肌力收縮，血液在一擠一壓間被推進，強而有力的雙腿能有效將血液往上打回心臟。擴胸增加肺活量，加強腿部肌力幫助血液循環，讓新鮮氧氣流通全身，身體代謝旺盛，而運動還可以促進排汗，如此就能將體內長年

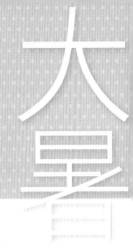
累積的濕寒，一舉排出體外。

　　也要提醒大家，夏天若是整天待在冷氣房內，寒氣從毛細孔入侵身體，反而會讓陽氣虛衰，造成體內濕氣累積，請盡可能地少吹冷氣。印度瑜伽講「人神合一」，中醫說「天人合一」，皆表示人的身體是自然的一部分，尊重宇宙大自然就是照顧自己的最佳法門，而巧借天時地利的「冬病夏治」可以讓保養事半功倍，這是祖先所留傳下來，充滿智慧的養生方法！

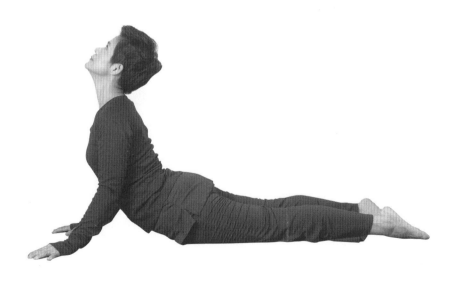

正確起床一天更美好

▥➡ 賴床十分鐘，抬手、晃腿、伸指好醒腦

　　研究報導指出，適度賴床反而有益身體健康。提到賴床，一般會覺得是懶惰鬼才有的行為，但比起一醒來就翻身下床，在床上躺一下反而讓身體有甦醒的緩衝。曾有學生問過我，為什麼經過一夜休息，起床時還會頭痛，甚至走路跌跌撞撞難以保持平衡呢？其中一個原因很有可能是，睡眠時全身肌肉放鬆，血液流動速度緩慢，再加上未進食，血壓偏低，若起床的動作太快，身體會沒辦法反應。尤其是本身血壓較低的老人家與女性更要小心，以降低跌倒以及碰撞的機率。

　　現代人生活步調緊湊，常常必須與時間賽跑，但起床這件事快不得，一定要輕緩慢柔地讓我們的神經、肌肉、關節和心靈逐漸清醒。正確起床的順序為，先側躺，再利用手的力量慢慢把自己撐起，在床上坐一會，靜待血壓平衡之後放下雙腿，等確定頭不暈了再站起來。賴床的時候，既然捨不得從床上起來，又害怕回籠覺會睡過頭，不如利用這段時間做點小運動，抬抬手臂、晃晃雙腿，伸展手指與腳趾，刺激末梢神經和血液循環，幫助頭腦清醒。

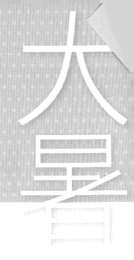

　　中醫也有「先醒心，再醒眼」的養生概念，利用運動喚醒注意力，深呼吸調整肢體，充飽能量後再張開眼睛。學生中有位高齡92歲的人瑞奶奶，關於起床這件事，她說：「每天晚上閉上眼睛，並不知道第二天能不能再醒來，早上一睜開眼看到陽光就非常快樂，因為又賺到寶貴的一天。」人瑞奶奶說得沒錯，每一天都得來不易，一定要好好珍惜。在早晨利用運動喚醒身心，好好對待剛甦醒的身體，以喜悅的心情迎接嶄新的一天吧！

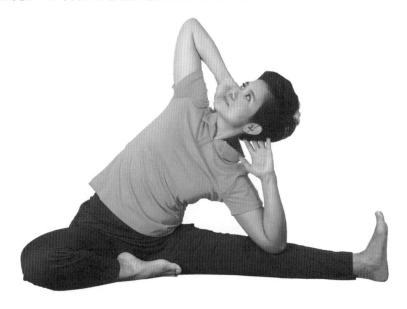

第三章

秋季運動

來到食慾之秋,蔬果收成,食材肥美,而天氣轉涼,人的胃口也跟著大開,一不小心就會發胖,倘若想要保持身材,在秋天更要加強運動!

太陽沒那麼毒辣,空氣不再潮濕,舒爽宜人的秋天是四季中運動起來最舒服的季節。收錄在DVD中的秋季塑身運動,將帶領大家活動四肢關節,啟動全身代謝力。秋天最明顯的氣候特徵是乾燥,空氣中水分不足,人體容易有乾癢、過敏,甚至是便祕等問題,所以在秋季運動中也收錄了許多可以舒緩秋燥、保養呼吸道的養生運動。

運動排濕,維持代謝活力

在中醫的觀念中濕氣是肥胖的元兇之一,體內濕氣重的人,身體摸起來鬆鬆軟軟,臉跟腿都容易浮腫。歷經梅雨季、颱風季,倘若夏日的濕氣積存在體內,不但會導致虛胖跟水腫,到了深秋與冬日還會造成關節痠痛、流鼻水、手腳冰冷等不適。

秋天氣候將由夏天的炎熱過度到冬日的寒冷，大致上可分為早秋與晚秋兩個階段。早秋時秋老虎氣焰依舊囂張，晚秋則越趨寒冷。在早秋時把握最後的秋老虎積極運動，流流汗，活絡血液循環，將潛藏在身體裡的濕氣徹底排出吧！做「**分腿側彎**」開展腋下淋巴結，促進淋巴系統排毒；「**弓箭步下蹲**」鍛鍊腿部肌力，加強全身代謝。身體除濕後，原本沉重的四肢變得輕盈，行動力提高，消耗掉的熱量相對也會增加。

到了晚秋熱量消耗變少，此時利用運動加強肌力，身體的基礎代謝力就會提升，如此一來就不用擔心脂肪堆積！

勤做運動，食慾之秋不發胖

許多人到了秋天會食慾大開，這是正常現象，在自然界中所有的生物為了抵禦冬天的寒冷，都會把握秋天儲存脂肪、增加熱量。到了秋天雖然會比夏天胖一些，然而與其斤斤計較體重器上那一、兩公斤，不如藉著運動雕塑出勻稱體形，依然可以維持好身材！

「**舉臂臀部畫圓**」，用臀部畫圓幫助雕塑腰臀曲線，伸直雙手抓著伸展帶或毛巾可以瘦手臂，記得一定要將手肘伸直才有效，否則只是做辛酸的。做「**側躺抬腿**」動作時會感到臀部側邊酸酸的，這是外擴的酪梨臀正獲得改善的訊號。「**雙腿寫數字**」，先躺下來

夾好抗力球，利用腰腹臀的力量從1寫到10，寫得越標準小腹消得越快！

在秋季運動中，會將「**棒式、下犬式**」串聯成一組動作，做「**棒式**」強力鍛鍊腰背部的核心肌群，接著上半身下彎、雙手貼地，呈倒V字型做「**下犬式**」。這組動作可以雕塑全身肌肉，也能大幅度伸展背部與腿後側，幫助你緊實全身！

睡得好，躺著都會瘦！

秋愁讓人情緒低落，氣溫忽冷忽熱自律神經難以調適，這些都會帶給身體額外的壓力，甚至影響睡眠品質。睡不好，細胞更新變慢，代謝遲緩，肥胖的機率會增加。運動可以放鬆身體，對睡眠很有幫助。做「**坐姿分腿大迴轉**」來伸展下腰背肌群、調節自律神經系統；「**躺姿屈膝扭轉**」能放鬆全身肌肉。運動的同時配合深層的呼吸帶給人體充足的氧氣，緩慢的呼吸頻率可以放鬆神經，有氧代謝能消耗脂肪，藉著充滿全身的氧氣將脂肪通通燃燒掉吧！

不同於春夏陽氣生長，到了秋天，天地間的陽氣開始收斂，人體也會為了迎接冬天主動儲存脂肪，然而利用壓抑食慾的方式刻意減重，不但對身體不好，倘若飢餓的力量大過節食的意志力，反而

會造成暴飲暴食。在天氣變化大的秋季，我們要以規律的生活來維持內在機能穩定，睡得好、吃得定時定量，再加上多運動促進新陳代謝，進一步燃燒脂肪，這才是健康的瘦身方式。

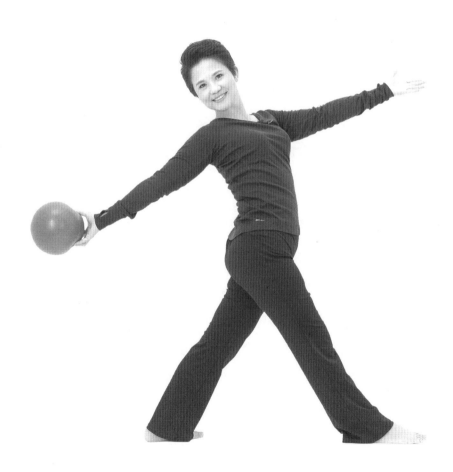

3-1
早秋運動開胸，保養呼吸系統

〉▶ 以潤養肺，跟咳嗽、打噴嚏說掰掰

　　台灣過敏的人數眾多，我兒子小時候堪稱天氣預報機，每到秋天就開始猛打噴嚏、猛咳嗽，一開始還以為是感冒，帶著他到處看醫生都沒有效。看他一直揉鼻子真的好心疼，心想再這樣下去不行，於是跑去書店搬了一堆中醫跟經絡學的書回家，決定親自幫他調體質。為了兒女的健康，我卯足全力學習，這就是我接觸中醫的起始點。

　　為什麼一到立秋就會出現過敏症狀呢？這是因為時序剛由夏轉為秋，白天秋老虎肆虐，夜晚涼意起，日夜溫差逐漸變大，再加上進入秋天後雨量會大幅減少，空氣中水分不足，鼻、喉腔的黏膜缺乏津液、容易乾癢而導致咳嗽、流鼻水。要解決立秋的燥症，我們可以利用「滋潤」的方式保養呼吸道，這段時間多吃水梨、蜂蜜等能夠潤肺的食物。運動方面要加強肺部的機能，多做開展胸部的運動，也要大口呼吸，增加身體的含氧量。

　　穴位按摩對於改善過敏症狀也相當有效，按壓位於鼻翼兩側的「迎香穴」，以及兩眉頭中間的「印堂穴」，可以暢通被塞住的鼻

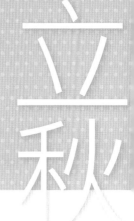

子。人體的十根腳趾頭在反射療法的概念中，對應著眼睛與鼻腔，揉揉腳趾頭，能夠舒緩鼻子與眼睛的乾癢。季節性過敏是種很頑固的症狀，一時恐怕無法根治，當初我也是奮鬥了好一陣子，認真遵循老祖宗的養生守則，細心調理，兒子的過敏狀況才慢慢改善。雖然需要花一點時間，但只要順應大自然的變化，保持運動習慣與正常作息，就有機會擺脫每季準時報到的鼻塞與咳嗽。

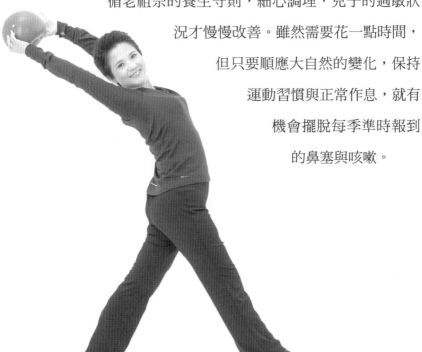

天涼好個秋

⫸ 運動提升體力，不怕又熱又冷偏頭痛

　　關於立秋有句俗諺「秋前北風秋後雨」，從這句話可以看出，時序走到立秋，雖然秋陽持續發威，但此時吹的風已帶有涼意。這段時間人們喜歡待在戶外享受徐徐涼風，一不小心著涼，恐怕會開始鬧頭痛。

　　或許你會覺得奇怪，立秋時節夏日餘威猶在，天氣還很熱，怎麼會因為受涼而引發頭痛呢？其實立秋的受涼與高溫有關，可以視為中暑的一種。中醫認為，秋天的中暑又稱陰暑，不同於因烈日曝曬導致身體機能失衡的陽暑，秋日的中暑是貪涼所致。時序剛由夏轉秋，白天秋老虎發威，為了順暢排汗身體的毛細孔會打開，而涼風吹來的寒氣經由張開的毛孔長驅直入，引發頭疼、想吐等不舒服的症狀。為了預防陰暑，請隨身帶件外套，夜晚睡覺時要蓋好被子，別讓寒氣有機可乘。

　　運動可以提升體力抵抗寒氣，還能放鬆肌肉、釋放壓力，對於偏頭痛有很好的療效。曾經有學生很開心地跟我說，跟著老師做了一段時間的瑜伽後，偏頭痛再也沒有犯了。偏頭痛突然發作時，不

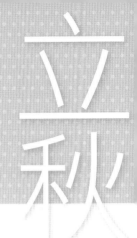

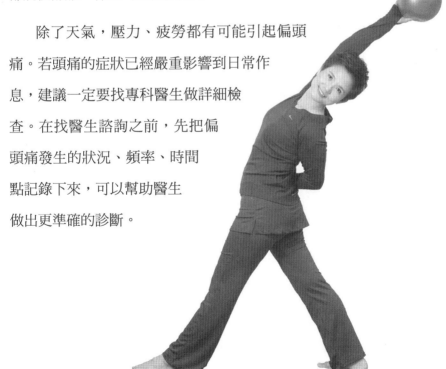

妨按壓穴道，位於後腦杓的「風池穴」，以及耳朵上方的「率谷穴」，是偏頭痛的剋星。頭頂的「百會穴」是各大經脈交會之處，將十根手指像彈鋼琴一樣地敲敲它，能夠即時減輕疼痛，試過的人都說很舒服，你也可以試試看！

除了天氣，壓力、疲勞都有可能引起偏頭痛。若頭痛的症狀已經嚴重影響到日常作息，建議一定要找專科醫生做詳細檢查。在找醫生諮詢之前，先把偏頭痛發生的狀況、頻率、時間點記錄下來，可以幫助醫生做出更準確的診斷。

3-3
落葉悲秋的時節

▸ 快樂運動，趕走悶悶秋愁

　　每次上完課我都會留給學生一段躺下來休息的時間，關掉燈光，播放輕柔的音樂，讓運動過的筋骨可以好好放鬆。看著大家臉部的表情不再緊繃，肩膀也放下，那股平靜總讓我捨不得喚醒同學們起來，希望能給大家多一點放鬆的時間，好好與身體對話。

　　身體需要休息，在繁忙的日常壓力中，我們的心靈也需要喘息的空間。秋天在四季中屬於收斂的季節，這段時間可以藉著反省與思考，進一步認識真正的自己。隨著天氣漸漸涼爽，思緒也會越來越敏銳，此時是訂定生活計畫的好時機，放慢腳步好好想一想，對自己而言最重要的是什麼呢？不必要的外務就下定決心推掉吧！擺脫像顆陀螺一樣忙得團團轉的生活，找回平穩步調，為自己的下一站再出發。

　　秋天也是草木開始凋落的季節，此時天地間彷彿瀰漫著一股肅殺的氣氛，讓人感到淡淡的憂傷。中醫認為「喜、怒、憂、思、悲、驚、恐」這七種情緒會讓人體的臟腑功能失調。憂愁對應到的器官是肺部，肺主皮毛，老是悶悶不樂不但對身體不好，連皮膚都

會變得粗糙。所以不要老是將鬱悶積在心中，想哭就哭、想嘆氣就嘆氣，適時將不快樂的情緒宣洩掉，提醒自己保持樂觀，隨時笑一笑，再度散發出自在的光彩。這段時間，不妨趁著秋高氣爽的好天氣，邀約親朋好友到戶外走走，親近大自然有助於釋放壓力。養成規律的運動習慣，保持身心活力，也是趕走秋愁的好方法。讓運動帶給身體正面能量，開開心心地度過秋天！

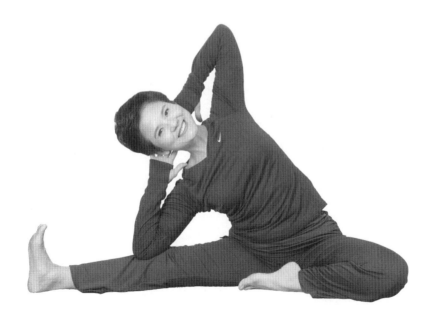

3-4
舒緩秋燥引發的肩頸痠痛

⊫➡ 按摩好？還是運動好？

　　身體痠痛的時候，找人按摩是個好選擇嗎？按摩可以推開堆積在肌肉間的乳酸，打通鬱積於體內的氣結，尤其遇到手藝高明的師傅，能夠將身體調理得通體舒暢，所以我並不反對按摩。不過在按摩時希望大家謹記兩個原則：一、要找有受過專業訓練的按摩師；二、按摩並不是越痛越好，若覺得身體承受不了，一定要馬上停止。基本上只要注意上述安全原則，按摩也是種保養身體的好方法。

　　按摩對於改善季節所引發的煩心與呼吸不順效果很好，許多人在按摩過後會有神清氣爽的感覺。秋天因為燥氣而導致肺經病變，容易引發肩頸痠痛。在加強肩頸按摩之前，請特別注意，肩頸一帶布滿了頸神經叢與腦神經叢，對身體來說是重要且脆弱的部位，按摩時一定要留意手勁的輕重。倘若肩頸的疼痛越來越劇烈，而且反覆發作，這時務必找醫生做檢查，確定是肌肉疲勞導致的痠痛後才可以用按摩來調理。

　　既然按摩的效果那麼好，是不是只要躺著讓人按摩就可以，根

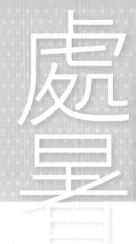

本不需要運動了？在這裡想要強調，與被動式的按摩相較，主動式的運動是不可取代的！運動可以全面活動身體，加強心肺功能，讓全身處在一個良好的循環狀態下。而且比起倚賴其他人或器材完成的按摩，運動不但可以鍛鍊自我的意志力，還能幫助我們認識自己的身體，唯有依靠自身努力，才能擁有真正的身心平衡。在這個呼吸器官容易出問題的季節，請用自己的力量，透過運動加強肺部機能，在多變的晚秋來臨前，增強體力，提升抵抗力吧！

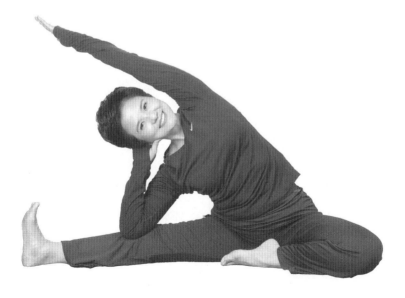

3-5
運動時該怎麼呼吸？
⫸ 認識瑜伽、皮拉提斯的呼吸法

　　有呼吸才有生命，一吸一吐間充滿了生命的能量。簡單來說呼吸的原理，就是新鮮空氣與二氧化碳在肺部進行交換的工作。呼吸這個機制，除了提供氧氣外，對於人體還有許多幫助：吸氣吐氣有散熱、蒸發水分的作用，能夠調節人體平衡；呼吸時橫膈膜有節奏地律動，可以按摩到內臟。因此呼吸並不只是生理現象，它同時也主宰著我們的健康。

　　常常有同學問我，運動時該怎麼呼吸呢？這幾年很流行的皮拉提斯，非常注重在肌肉伸展的同時配合適當呼吸，做皮拉提斯是用鼻子吸氣、嘴巴吐氣。我們可以先輕輕吸一口氣到胸腔，再用腹部的力量，慢慢將這口氣從嘴巴吐掉。瑜伽是印度修行人的修行方式，他們認為人體是一個小宇宙，呼吸是將大宇宙的氣汲取入體內，與小宇宙的氣溝通取得協調，讓身體達到內外平衡的狀態。瑜伽的體位法也是藉著流暢的呼吸串起來。到底做瑜伽時該怎麼呼吸才正確？我的答案是：「順就好，不要想太多！」乍聽之下好像沒有解決大家的疑惑，然而就我在課堂上觀察到的，做體位法時若是

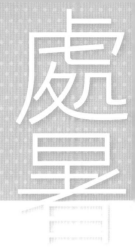

太介意呼吸，動作反而會不到位，尤其是剛接觸瑜伽的朋友特別容易有這個狀況。

此外，呼吸的速度與情緒也有關聯。不知你有沒有發現，緊張時我們的呼吸會短且急促，輕鬆時呼吸會比較綿長。因此在課程中每完成一個動作時，我會讓同學們停住六個呼吸，透過這六個深層呼吸，讓心情漸漸平靜下來，而剛剛活動過的肌肉、韌帶、關節也可以快速放鬆喔！

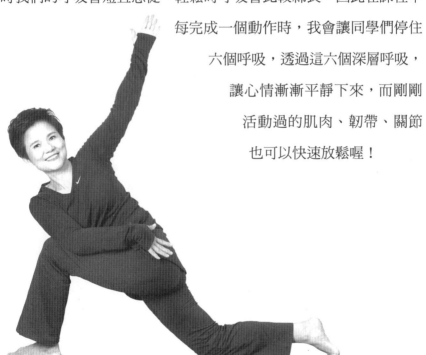

讓體態變美麗的提臀操

⚡ 骨盆端正，下半身小一號

你知道嗎？習慣性翹腳、包包老是背同一邊、喜歡穿高跟鞋，這些都是導致骨盆不正的元兇。若是位在身體中心的骨盆歪斜，身體也會跟著失去重心而逐漸失衡，不但體態看起來不美，身體健康也會出問題。

平時我會觀察路上行人，發現很多人走路、站姿都不正確。一個人的姿勢會大大影響別人對你的觀感，想要擁有美麗的姿態，一定要有端正的骨盆。骨盆是上半身與下半身的連結點，當骨盆因為姿勢不良而產生傾斜，連帶著身體的中心線也會跑掉，骨盆周圍肌肉變得緊繃，進而壓迫到骨盆內的神經，使得下半身循環不良，干擾內部器官運作。因此骨盆不正，除了影響到體態，連帶著身體機能也會開始退化，還有可能讓外表看起來比實際年齡蒼老許多。

骨盆傾斜還會讓屁股變大，為了把骨盆調回來，我們要加強下腹部以及腿部肌群的鍛鍊。骨盆周邊的肌肉就像是身體重心的平衡器，可以幫忙維持跑步、站姿、走路的穩定，將肌肉鍛鍊起來，之後不用費太多力氣，很自然就能夠維持正確的姿勢。此外，為了預

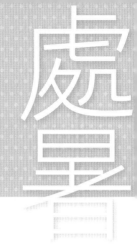

防臀部下垂，運動時做骨盆操有加強臀部肌群的效果，做抬腿的動作可以鍛鍊出緊翹的臀部！骨盆運動可不只有塑身的功能而已，它還能促進下半身的血液循環，在處暑這個時節，利用最後的秋老虎，將夏天滯留在體內的濕氣排乾淨，若是任憑這些濕氣一直積存在體內，等到冬天陰盛陽衰時，濕氣會跑出來作怪，引發手腳冰冷等女性常見的冬季病症。所以不論是為了美麗還是健康，女性朋友一定要積極做骨盆運動！

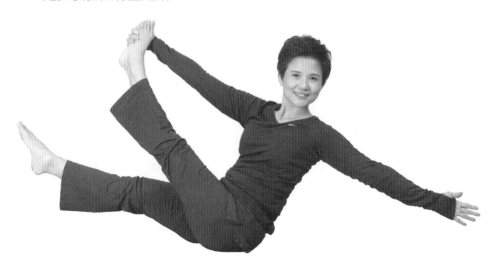

早睡早起鼻炎不發作

▥▸ 規律生活與運動，穩定免疫機能

　　立秋、處暑在季節上雖然屬於秋天，但夏日餘威猶在，天氣依然炎熱，直到白露漸漸轉涼，這時才會明顯感覺到，秋天真的來了！古代有句諺語「過了白露節，夜寒日裡熱」，白露是秋季中日夜溫差最大的節氣，夜晚水氣遇冷凝結，清晨時分可以在地面與草木上發現一顆顆晶亮的水珠，這就是白露名稱的由來。

　　天氣變化大，鼻炎與支氣管炎容易發作，白露是季節性過敏的高峰期。除了春天，秋天也是花粉分布濃度高的季節，秋高氣爽大家喜歡到戶外走走，許多人在旅遊時會發現自己好像有感冒的症狀，連續打噴嚏、咳嗽、流鼻水、皮膚發癢，這很可能不是感冒，而是花粉熱。

　　過敏是因為人體免疫系統對外界的刺激，像是溫差，或是灰塵、花粉等特殊物質產生過度反應。規律的睡眠與運動能夠保持身體機能平衡，對於改善過敏很有幫助。在我的學生中，有幾位長輩非常熱愛運動，他們通常在晚上八、九點就寢，凌晨兩、三點起床去爬山，爬完山便來運動中心做瑜伽到中午十一點，就像上班打卡

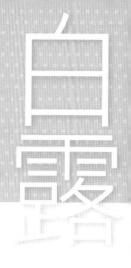

一樣，不論晴雨每天都要運動。他們一致認為，早起以及不間斷的運動就是自己健康長壽的祕訣。在固定的時間起床、睡覺、運動，讓身體處在一個井然有序的規律之中，免疫系統就不容易過度反應。當然，一般人晚上八、九點可能還在工作，生活型態與爺爺奶奶們有很大的不同，但誠摯希望大家可以盡可能早睡，因為早睡早起、規律生活是健康的一大支柱，這點請一定要牢記在心裡喔！

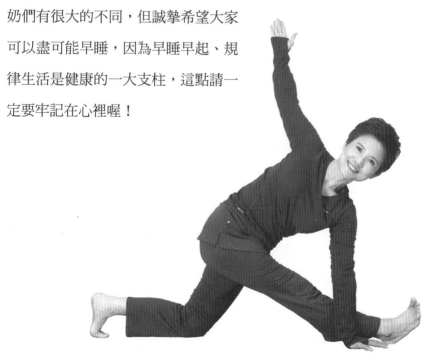

3-8
秋燥上身腸道不暢通

➠ 喝水、運動、吃柚子，中秋烤肉不便祕

　　提到白露節氣，我第一個想到的東西是柚子，白露後的柚子最好吃了，又甜又多汁。每到中秋佳節總是有好多驚喜，同學們會拿柚子以及各類糕點與我分享，柚子是秋季很好的養生食材，它可以止咳化痰、補肺益氣，同時也是良好的膳食纖維來源，能幫助排便順暢。

　　進入秋天後天氣越來越乾燥，不但皮膚乾癢，連大便也會變得乾結，這時很容易出現便祕的問題。通常女性又比男性容易便祕，可能是因為女性的生活型態通常比較靜態，容易長時間坐著不動，再加上缺乏運動，久了腸道的蠕動就會變得緩慢。

　　為了擺脫不暢通的生活，大家不妨試試以下三個小妙招：一、多喝水，我們都知道喝水有益身體健康，但每天要喝多少水才足夠呢？很簡單，只要將體重乘以30就是一天所需的水量，例如50公斤的人，一天喝1500cc的水就能預防硬便。二、多運動，用「**臀部畫圓**」可放鬆腹部周邊的肌肉，做「**躺姿抬大腿**」，面朝上躺下，屈膝將雙腿夾緊，小腿不動以屈膝的姿態將大腿往上抬，這個動作能

順著節氣來塑身

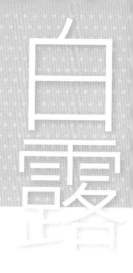

加強骨盆以及鼠蹊一帶的肌力，刺激腸胃蠕動，對改善便祕很有幫助。而且藉著做骨盆運動讓骨盆和腰椎都回到正確位置，促進骨盆腔內的血液循環，神經訊息傳導就能正常運作，自然會有良好的排便反射。

三、多吃蔬菜水果，植物中的纖維可以增加糞便的體積，刺激腸道蠕動，便祕時要多吃當季盛產的蔬果。白露時節，清甜的柚子簡直就是老天爺賜予的禮物，中秋節烤肉吃太多導致消化不良時，多吃幾片柚子不但能夠幫助排便，還可以解油膩喔！

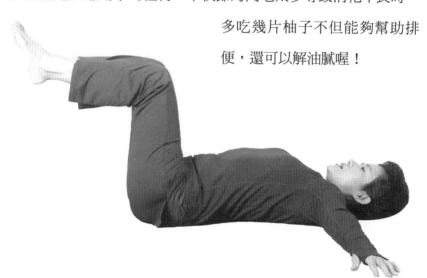

3-9
退化性關節炎，預防勝於治療
▮▮➡ 強化股四頭肌，減輕膝蓋負擔

　　我見過很多孝順的子女，為了父母的健康主動幫他們報名運動中心的課程，這時我會覺得責任特別重大，大家把自己的爸爸媽媽交給我，我一定要好好照顧他們的身體！老人家經常有關節方面的問題，尤其在白露這段時間，涼中帶有水氣，很容易引發關節痠痛。

　　人體關節在長期使用後，周圍的軟骨會磨損，少了緩衝，於是關節容易腫脹、疼痛，甚至會卡住不能動作，這就是所謂的退化性關節炎。由於身體的重量會讓退化的關節更為疼痛，許多人變得不喜歡活動，導致肌肉量減少，少了肌肉支撐身體，關節又會承受更大的壓力，惡性循環下生活品質與情緒都蒙上一層陰影。

　　要知道，膝蓋軟骨的磨損是不可逆的，預防勝於治療，平日可以藉著鍛鍊肌肉的力量來穩定關節，尤其要強化大腿前方的股四頭肌，透過這部分肌肉的正確鍛鍊可以減輕膝蓋的傷害，只要肌肉有力身體就能保持平衡，關節的活動也會變得靈活順暢。此外，平時就要保持警覺心，倘若覺得膝蓋有任何不適，像是早上起床時關節

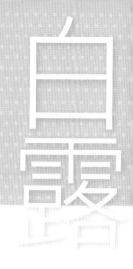

僵硬痠痛，或是上下樓梯沒有力，這時應盡快就醫以免症狀惡化。
若是真的確診為退化性關節炎，也不要灰心，病痛其實是身體在提
醒我們該好好照顧它了，請抱著積極的心態投入復健。

　　來上課的爺爺奶奶曾經對我說：「謝謝
金子老師，跟著妳運動後，關節越來
越靈活呢！」聽到這些話我感到
好欣慰，其實一切要歸功於同
學自己，因為你們願意運動、
接受運動，身體才會越來越
好，為了膝蓋的健康，讓我
們一起努力鍛鍊吧！

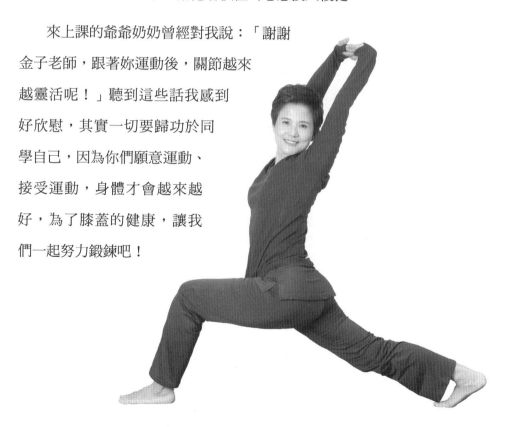

3-10
做叩齒運動緩秋燥
▶ 體內保濕，髮膚明亮、有光澤

　　秋分是一個很特別的節氣，這一天白天跟夜晚的時間一樣長。古人又稱為「地門閉」，意味著過了秋分，夜晚越來越長，陰氣越來越盛，接著將正式轉為寒冷的日子了。之前提過，進入秋天後因為雨量減少，身體會產生「乾燥」的現象，為了加強體內保濕，在此節氣要分享一個歷代養生家非常重視的小功法——叩齒運動。

　　秋燥根據天氣的冷熱分為溫燥跟涼燥，在秋分以前天氣由熱轉涼，暑氣未消，秋陽跟老虎一樣毒辣，燥症夾帶著暑熱為溫燥。過了秋分，天氣由涼爽逐漸轉為寒冷，這時寒冷而乾燥的空氣侵襲肺部，造成了涼燥。在中醫的觀念中，要解決溫燥除了潤肺還要清熱，想改善涼燥則必須搭配溫補。

　　不論溫燥還是涼燥，都有一個共通的現象，就是會讓人口乾舌燥。秋天若老是覺得嘴巴乾乾的，一直很想喝水，做「叩齒」能改善狀況。動作非常簡單，只要上下咬合，不斷叩齒，口腔內會自然地產生許多唾液，然後再將口中產生的唾液慢慢吞下去，這樣就完成了。

順著節氣來塑身

　　唾液，也就是口水，不只能幫助吞嚥食物，它對人體的重要性遠超乎你的想像。口水有抗菌、殺菌的功能，保護口腔不讓病從口入。在中醫的觀念中，唾為腎之液，可以滋潤皮膚與頭髮，還能濡養內臟。傳統的養生聖品燕窩，其實就是金絲燕的唾液。所以只要唾液飽滿，就不用害怕秋天帶來的各種乾燥症狀，自己的身體便可產生珍貴、純天然的補品。

　　每到秋冬，含有保濕成分的保養品開始熱賣，除了從外部補充水分，做叩齒運動，藉著吞口水來加強體內保濕，也有很好的滋潤效果！叩齒運動還能促進牙體、牙周組織的血液循環，增強抗菌的能力。所以別小看叩齒這個簡單的動作，只要持之以恆，就能舒緩秋天乾燥的症狀，皮膚與頭髮也會變得明亮、有光澤，精神充足旺盛，避免提早落齒。想擁有一個「水嫩」的秋季嗎？多做叩齒運動，你會感受到它的多重功效！

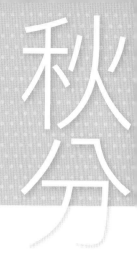

3-11

慢慢活、積極動，自律神經不失調

➠ 深沉緩慢的呼吸，釋放情緒壓力

　　秋分在國曆九月底，氣溫開始下降，天氣變化很大，這段時間很多人會覺得心情特別低落，做什麼事都一直提不起勁來，有以上症狀請小心，自律神經可能已經失調了！

　　「自律神經」雖然看不到也摸不著，卻是維持身體穩定的重要系統。簡單來說，自律神經由「交感」與「副交感」兩組神經系統所組成，交感神經像身體的油門，當我們緊張時，交感神經會讓心跳加速，呼吸急促、腸胃蠕動降低；副交感神經則像身體的剎車，在睡覺、吃飯等放鬆時刻，副交感神經登場，心跳跟呼吸都會減緩，腸胃開始蠕動。這兩組神經系統的作用剛好相反，人體器官就在它們的相互拮抗中維持運作。

　　強烈與長期的壓力會讓自律神經紊亂，導致身體失衡，引起焦慮、記憶力降低、疲勞、失眠等各種症狀。或許是因為現代女性要扮演多重角色，承受很大壓力，根據調查女性自律神經失調的人數比男性高了一倍。

　　秋分時節，不論是溫度與濕度的變化，或是草木凋零所引發的

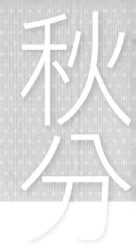

情緒，都有可能帶給身心額外的壓力，這時該怎麼辦？方法很簡單，首先要積極運動，運動可以提升氣血循環，是紓解壓力的萬靈丹，再來要慢慢呼吸，緩慢深沉的呼吸可以讓自律神經和諧運作。現代生活講求效率，容易讓交感神經過度亢奮，身體老是處在備戰狀態，就算睡覺也很難放鬆。有意識地放慢呼吸的節奏與深度，可以增加血液中的含氧量，舒緩緊繃的身心。平時上課帶運動時，我都會特地留六到八個深呼吸的時間，就是希望幫助同學安心定神！

最後，也是最重要的，誠實面對自己的心。倘若發現出現神經失調的症狀，應好好檢視自己的生活，找出壓力源，既然壓力無法避免，那就要學著處理它。也不要排斥看身心科，必要時向醫師求助，有專業人士協助，一定可以找回平衡的身心！

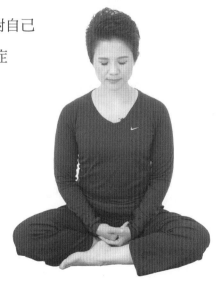

秋高氣爽，運動最佳時機

▌▌➡ 使用伸展帶，銀髮族也能安心鍛鍊

　　日照率高、天氣又涼爽的寒露，是一年中最適合運動的日子。建議大家一定要把握這個節氣，好好動一動身體，不論在辦公室內做個小小的伸展操，或是到戶外走走、曬曬太陽，都能帶給身體很多好處喔！

　　寒露的天氣雖然舒適，但因為氣溫下降、氣候乾燥，對抵抗力比較弱的老人家而言，可說是多事之秋。氣溫降低容易引發心腦血管疾病，秋燥傷肺，肺炎的發病率會升高。再加上涼風起，病毒蠢蠢欲動，當環境溫度低於15度時，人體的抵抗力會下降，這段時間也是呼吸道感染的高峰期，家裡有長輩的朋友要多關心他們的健康狀態。平時注意隨身帶件外套保暖，衣服不要太緊，柔軟寬鬆才可幫助血液循環。飲食方面可以吃一些熱量較高、營養豐富的食物，像是雞、魚、豆製品等。

　　運動可以增加身體對天氣的適應力，為了老人家的健康，請帶著爺爺奶奶一起來運動吧！人體的肌力會隨著年紀退化，倘若沒有刻意鍛鍊，年長者做站姿動作時，很容易因為重心不穩而跌倒。為

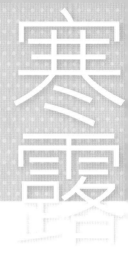

了預防這種情形，可以搭配「伸展帶」來做訓練。伸展帶能夠維持肌力、穩定姿勢，它獨特的彈性可避免身體過度拉伸，預防運動傷害。此外，伸展帶的彈性還能用來做輕度的重量訓練，幫助強化肌力。用伸展帶做躺姿訓練，可以活動到平時不容易動到的背後肌肉群，讓骨盆、脊椎等身體的中心線回到正確的位置上。利用伸展帶，全家大小都可以輕鬆又安全地運動，隨著肌力增強，身體越來越穩定、活動力提高，自然就有體力對抗秋季多變的天氣。

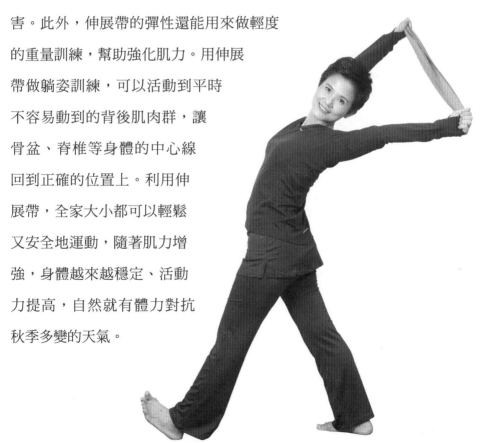

3-13
看見生活中美麗的事物
▐▶ 刷眉骨、按摩眼頭眼尾,告別乾澀

　　眼睛是靈魂之窗,每次上課時,看到同學疲勞而布滿血絲的雙眼都讓我很心疼。現代人的生活型態大多是上班看電腦,下班玩手機,雙眼超時工作,眼睛退化者的年齡層逐漸下修,罹患乾眼症的年輕人也越來越多,還有人四十歲不到就有老花。

　　秋天氣候乾燥,原本就有乾眼症的人,在這段時間症狀會變得更嚴重。乾眼症是因為淚液分泌不足,造成眼球表面乾燥,導致眼睛有乾澀、刺痛等不舒服的感覺。淚液是由蛋白質、油脂與水等所組成的,有抵抗細菌、清除髒汙的作用,眼球若是缺乏淚液保護,很容易併發感染症。既然淚液對眼睛來說這麼重要,如何預防乾眼症呢?睡眠不足或是壓力太大,都會造成眼睛乾澀,平時要保持良好的生活作息。當盯著電腦螢幕工作或長時間駕車,會因為太專心而減少眨眼的次數,因此要留意養成隨時眨眨眼睛的習慣。

　　眼睛工作久了,可以刷刷眉骨、按摩眼頭眼尾,來舒緩痠澀並滋潤眼球。眼睛屬於頭部的一部分,與肩頸部位互相影響,肩頸的血液循環順暢,才算徹底解決眼睛疲勞的問題,因此別忘記隨時伸

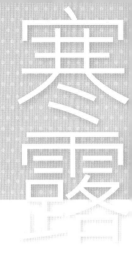

展一下肩頸部的關節與肌肉。眼睛平日的工作量非常驚人，一定要找機會休息，最實際也最快速的方法就是戒掉隨時滑手機的習慣。平時走路或是等待的空檔，可以抬頭看看天空、綠色的樹木，坐車時閉目養神，讓自己的心更沉靜，這都是讓眼睛得到休息的好時機，這麼做也可以幫助你轉換心情。想想看，生活周遭充滿了美麗的事物，總是埋首在3C世界裡不是很可惜嗎？

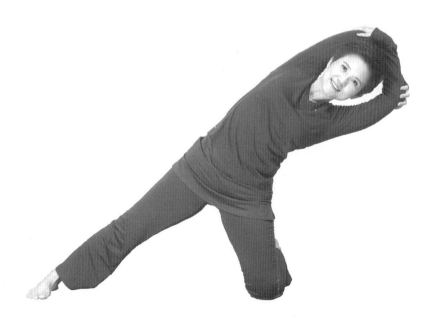

3-14
培養運動的興趣與習慣

➤ 強度適當，時間長短適宜，樂在其中

　　近來腦中風有年輕化的趨勢，甚至也發生在學生的親友身上。學生跟我說，他那位朋友還很年輕，有一次在蹲馬桶時，因為排便的動作太用力，導致血壓升高、腦部出血，中風就這樣發生了。

　　中風年輕化多少與現代的生活型態有關，上班族壓力大又常熬夜，工作時窩在辦公室，休息時喜歡在家看電視，長時間不動，身體循環不佳，不但越來越胖，還有腦中風的潛在威脅。為了排除導致中風的危險因子，請至少要培養一項運動習慣，不論是游泳、爬山、慢跑，選擇任何一種自己有興趣的運動都可以。運動促進血液循環，降低血脂，減少血栓發生的機率，對身體有很多好處，不過也要小心，過於激烈的運動反而會導致腦出血，運動的時間控制在每週150分鐘，強度中等，以不勉強自己為最高原則。

　　患有高血壓、糖尿病、心臟病的朋友是中風的高危險群，倘若你有相關病史，平時生活起居注意要吃得清淡，情緒不宜過於激動，也不要酗酒跟抽菸。進入寒露後氣溫下降，冷空氣會使血管收縮，造成血流阻力增強，增加中風發作的風險。天冷洗澡時泡在暖

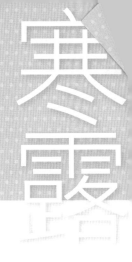
呼呼的水裡非常舒服,但熱水會讓血壓上升,高血壓患者泡澡恐怕會有中風的危險,建議泡澡之前先測量血壓是否在正常範圍,水溫不可高過攝氏40-41度,大約泡個10-15分鐘就要起身。

中風就像地雷一樣,你不知道它什麼時候會爆炸,而且帶來的衝擊非常大,但幸好預防策略很簡單,只要均衡飲食,持續運動,再搭配定期檢查,就可以有效降低中風的機率。

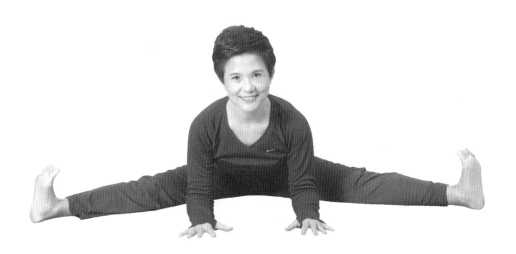

3-15
全身舒暢的經絡暖身操

⫸ 促進氣血循環，暖和肌肉與關節，迎冬抗寒

　　霜降是秋天最後一個節氣，東北季風持續增強，隨著氣溫越來越低，身體也會變得僵硬，這時很容易出現扭傷、撕裂傷等運動傷害，為了保護身體，大家在運動前一定要暖身。

　　在開始鍛鍊前先做一些和緩的動作，就像是在提醒你的身體，主人要開始運動囉！暖身可以幫身體加溫，促進氣血循環，讓僵硬的肌肉與關節得以舒展，神經傳導也會變得更敏銳。人體很神奇，它可以藉由記憶暖身動作產生保護機制，在進行一些比較激烈的運動，或是遇到突發狀況時，身體能夠更快地做出反射。這樣應該明白暖身有多重要了吧！我每次帶暖身操至少會做滿15分鐘，只是隨便動個幾下幫助不大，一定要逐一、均等地活動全身的關節與軟骨組織才有效。

　　在設計暖身操時，除了放鬆肌肉與關節的動作之外，我還特別加入了中醫經絡的概念。經絡是氣血運行的通道，它就像一張網子般包住我們全身，遍布身體的每個角落。每條經絡都有自己循行的路徑，由內而外、由上而下，把人體的五臟六腑、皮肉筋骨緊密地

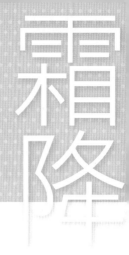

連結在一起。這套暖身操就叫「十四經絡導引暖身」，它可以放鬆身體，完成運動前的準備，還能疏通全身十四條經絡，調節內臟機能，提升身體抵抗寒冷的能力。

一般上班族每天都很忙碌，能夠運動的時間很少，下班回家後不妨做這套暖身操來代替，暖身操的運動強度比較低，但能放鬆緊繃了一整天的肌肉，舒緩一天下來的疲憊。動作簡單又安全，就算是小朋友或老人家，也可以一起做喔！

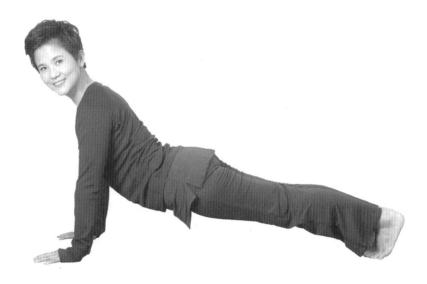

3-16
晚秋的腸胃保建

▸ 保暖、不緊張、做腹部運動，消化系統好健康

　　霜降這段時節因為脾胃功能過於旺盛，再加上寒冷的刺激，腸胃很容易出問題。這時要如何保養我們的腸胃呢？關於這點，解剖與細胞生物學的學者葛松（Michael Gershon）曾提出一項理論，那就是人體有第二顆大腦，而且位於腹部，因此稱作「腹腦」。腹部的腸胃神經系統可獨立於大腦之外，控制消化吸收的過程。有趣的是，腹腦有自己的喜好，它喜歡感受到溫暖，也喜歡愉快的情緒，只要投其所好，消化系統就可以正常運作。

　　工作忙碌時是不是特別容易食慾不振？這是因為緊張的情緒會讓消化液分泌不良，據統計大部分的胃病都是壓力所引起的。寒冷也會抑制消化機能，腹部若是受寒，腸胃中的血管收縮使得血液循環不良，如此一來，消化器官就無法正常運作。為了保護腹腦，可以利用熱敷放鬆腸胃的肌肉，只要將雙手搓熱，然後輕輕按摩腹部，就能達到舒緩的功效。做腹部運動可以促進血液循環，瑜伽中的「**下犬式**」會深度收縮腹部，按摩腹腔內臟，有助於調整消化機能。只要腹部暖和、放鬆了，許多情緒性的消化問題，像是胃痛、

胃脹氣等，都可以獲得改善。

或許有人會想說，吃不下剛好可以減肥，情況正好相反，壓力跟寒冷都是讓肚子越來越大的幫兇。這是因為人體處在壓力之下會產生多餘的熱量，若這些熱量沒有藉由運動消耗，就會變成脂肪堆積在肚子，而寒冷則會讓新陳代謝下降，變成易胖體質。因此不論是想要改善胃痛的毛病，還是為了消除肚子上的三層肉，一定要注意保暖、保持心情愉悅，每天開開心心的，消化系統才會健康！

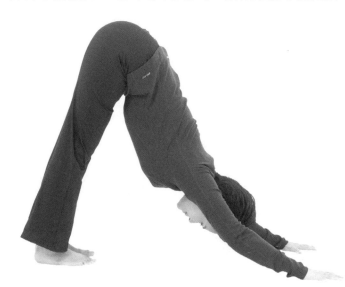

「冷熱交替式水療」消除膝蓋脹痛

➡️ 運動適量，鍛鍊腿部肌肉，保護關節

　　每到這個時節會聽到很多人抱怨，膝蓋好像氣象台，天氣一變冷就開始痛。膝蓋是我們得以站立、步行的大功臣。當站立與行走時，膝蓋必須承受身體一到兩倍的重量，爬樓梯時約是三倍，下樓梯所承受的重量甚至高達體重的七倍。膝蓋若是退化或曾經受過傷，會變得很敏感，只要氣溫下降，氣血循環變差，就會產生腫脹痠痛。

　　關節的活動度高，受力又大，用久了難免會退化，如果發現膝蓋在彎曲時發出喀啦響，爬樓梯覺得很痛，要注意有可能是罹患了退化性關節炎。關節炎可不是老人家的專利，年輕人喜歡運動，爬山、跑步雖然對身體很好，但活動量若是超出膝關節的負荷，恐怕會造成關節磨損，導致運動傷害。雖說運動可能磨損膝蓋，但都不動的話肌力會衰退，反而讓膝關節不穩定，而且久坐不動容易變胖，體重增加更是造成膝蓋的負擔。健康運動的關鍵在於「適量」，運動一段時間要記得休息，適時讓關節放鬆。為了保護膝關節，建議可以多鍛鍊腿部肌力，讓下半身肌肉幫忙支撐身體重量，

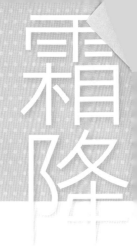

減輕關節的負擔。霜降節氣筋骨比較僵硬,這時也要多做伸展,舒緩緊繃的膝蓋。

　　膝蓋脹痛時,有一個很不錯的方法可以舒緩症狀,叫做「冷熱交替式水療」。天冷了很多人喜歡泡溫泉,建議先進溫水池,讓膝蓋浸在38-40度的熱水中,在不會痛的範圍內,抬膝、打水,或是在水中走路,活動5分鐘左右。接著換到冷水池,將患部浸在10-16度的冷水中1-2分鐘,再回到溫水池活動,如此反覆5次,記得最後要回到溫水池中。每天做2-3次,大約兩個星期左右,關節的不適就會獲得改善。

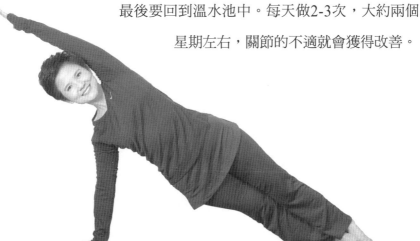

第四章

冬季運動

台灣雖然位於亞熱帶氣候地區，但每到冬天會從大陸吹來乾燥且寒冷的東北季風，尤其在小寒、大寒這兩個節氣，寒流頻頻來襲，氣溫甚至會下降到攝氏十度以下。

寒冷的冬季對想減重的人來說充滿了挑戰，畏寒懶得動，吃火鍋取暖，肥肥的肚子躲在大外套裡不容易察覺，等到來年春天發現衣服怎麼都小了一號，那就來不及了！收錄在DVD的冬季塑身運動，內容包含了許多強化下肢肌力、提升身體元氣的有效動作，是一年四季中強度最高的運動套組，幫助大家將脂肪燃燒殆盡。除了用來維持好身材，運動還能夠促進血液循環，恢復血管壁的彈性，可以有效預防高血壓、中風等冬日常見的心血管疾病，對健康也很有幫助喔！

促進代謝，肥肉難以上身

冬天許多女性朋友會有手腳冰冷的問題，這是因為氣溫降低，血液循環變得遲緩，導致血流到不了肢端。可別輕忽這個小症狀，

手腳冰冷代表身體的代謝能力不好，毒素難以排出體外，脂肪也開始堆疊在皮下與內臟之中。

想促進代謝，一定要積極運動。做「**站姿手托天前彎後仰**」大幅度開展身體，活動脊椎。瑜伽中的「**下犬式**」可以伸展臀腿後側的肌肉，冬季版的下犬式會加上輪流踩腳跟的動作，加強末梢血液循環，有效改善手腳冰冷不適。冬陽露面的時候要把握機會，出去曬曬太陽，這也是一個促進全身代謝的好方法，而且曬過太陽身體會比較柔軟，運動起來就不容易因為肢體僵硬而受傷。

加速燃脂，打造S曲線

每到冬天，為了要抵禦嚴寒身體會自動儲存脂肪，然而也因為寒冷的關係，此時活動會比平時消耗更多的熱量，就這個角度來看，只要加強運動，提高身體代謝率，冬季是個消除脂肪的好時機。肌肉比率越高，脂肪就燃燒得越快，因為肌肉收縮會消耗熱量，提高基礎代謝率，所以只要增加身體的肌肉量，就能一改冬天臃腫的既定印象。

瑜珈中的「**天秤式**」可以鍛鍊平時很難運動到的大腿內側，讓腿部曲線變得更纖細。做「**弓箭步轉身擴胸**」加強雕塑腰腹曲線，擴胸的動作可以防止胸部下垂，美化胸型。

「**躺姿平手直腿轉腰**」這個動作可以鍛鍊身體中心的核心肌群，並能消除腰間的贅肉。想要有緊實的臀部，一定要積極抬臀，做「**躺姿夾球彈臀**」把臀部夾緊往上抬，維持這個姿勢，再利用大腿的力量往上抬臀20次，更進一步燃燒囤積在臀腿周圍，萬年不滅的脂肪。

請注意！冬天因為寒冷身體會比較僵硬，在運動前一定要做好暖身才不會受傷。

強化腿力，身體年輕十歲

收錄於DVD中的冬季塑身運動，特別注重強化下半身的肌力，腿部又稱人體的第二顆心臟，肌肉收縮時血液在一擠一壓間被推進，倘若下肢有力就能對抗地心引力，有效將血液往上推擠回心臟，讓血液循環從頭到腳都順暢。當新陳代謝良好，細胞可以順利更新，身體就會散發出清新、年輕的朝氣。在冬天做「**手托天**」這個動作，將雙手十指互扣，翻轉手掌上舉，藉著讓身體一層層拉直拉高，伸展全身，有很好的提氣、養腎作用。中醫認為腎是人體精力來源，掌管生長、發育，也因此冬天養腎是養生觀念中抗老化的一大重點。

寒冷導致新陳代謝遲緩，不但容易堆積脂肪，人也會老得快。許多女性朋友們因為怕冷整天窩著不喜歡動，但如果都不動，血液循環變差，體溫也會下降，形成了惡性循環。動一動促進代謝燃燒脂肪，身體就會變得暖和，而且藉著運動活絡氣血可以幫助身體儲存能量。在冬天將身體養好，春天萬物生長時才有力量生發，如同第一章所提的，這就是四季養生、塑身的循環概念，只要順著節氣的特性來運動，一定可以擁有健康與美麗！

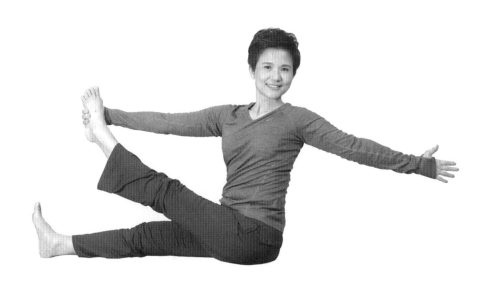

冬陽就是最好的補品
▸ 曬太陽，掃抑鬱，做重量訓練，健康跟著來

　　立代表開始，冬有終的意思，立冬意味著冬季的開始。冬天萬物冬眠休養，中醫說「冬養藏」，在這個節氣人們要順應自然養精蓄銳，為了抵禦嚴寒，生活中需適時替身體補充能量。說到補品一般多會想到食補，其實把握冬陽露臉的時機做日光浴，也是很好的進補方式。

　　中醫說「寒為陰邪，常傷陽氣」，進入冬天，陰冷的寒氣會侵害我們的身體，此時能驅散陰霾的冬晴，就是身體補充陽氣的最佳來源。根據科學研究曬太陽對身體有很多好處，太陽的紫外線有殺菌作用，能幫助提升免疫力，紅外線可以促進血液循環，加強新陳代謝。皮膚照射陽光會產生維生素D，幫助人體吸收鈣質，可以有效預防骨質疏鬆。冬日的陽光沒有夏天那麼炎熱，只要不過度曝曬，不但讓人全身暖洋洋，對健康還大有助益。

　　曬過太陽後，血液循環會變好，身體也比較柔軟，這時候運動就不會因為肢體僵硬而受傷。在冬天可以做比較有挑戰性的「重量訓練」，藉著阻力有效鍛鍊，提升肌肉質量，增強體力，把在食慾

之秋所累積的脂肪代謝掉。曬曬太陽不但對健康有益，還能掃除內
在壓力，減輕冬日的抑鬱。養生需要「動」與「靜」
互相搭配，除了多運動活動身體，還要利用
呼吸跟靜坐平靜心靈。靜下心來想想，
一個人的生長壯老已，是不是就如同
四季變化一般必然，我們每個人
都會經歷，不可勉強。冬天不
溫不燥的太陽能夠淨化我們的
身心，只要身體跟心靈都充
滿能量，就能坦然面對人生
每一刻的轉變。

改善冬季手腳冰冷

➠ 找機會運動，血液循環好，手腳暖烘烘

　　每到冬天，很多女性朋友跟老人家容易有手腳冰冷的困擾。隨著氣溫降低，人體的血管會收縮導致血液循環不佳，手腳總是像冰棒一樣，晚上就算躲在被窩裡，雙腳還是暖不起來。

　　不論是氣溫太低，人太疲勞，還是心臟施加的壓力不足，這些現象都會引起末梢血液循環不良。許多人誤以為末梢指的就是我們肢體的終端，其實末梢血管是遍布全身的微細血管，若是流通不順暢，血液跟氧氣就無法順利抵達身體各處，所以請別輕忽手腳冰冷這個小症狀，在它背後可能隱藏著其他健康問題。

　　為了改善手腳冰冷的狀況，建議可以利用按摩和運動這兩種方式來促進血液循環。一般上班族很忙碌，想撥出時間運動沒那麼容易，不妨從生活中尋找運動的機會，像是不搭電梯而爬樓梯，能走路到達的地方盡量用走的，都可以有效活動身體。睡覺前按摩小腿內側的「三陰交穴」可以調節全身機能，手腕背部中央的「陽池穴」也很不錯，按一按讓血液循環更活絡。按摩後身體變暖和，肌肉也放鬆，帶著溫暖的手腳入睡，擁有一夜好眠。

老年人因為身體比較虛弱，很容易有下肢冰冷的問題，在這個
節氣一定要鼓勵家中長者多活動身體。但是老人家往往對自己的體
力比較沒自信，就算邀請他們來運動也會
找好多理由推託，像是「我真的不
行啦！」或是「我要帶孫子沒有
空」。此時可以建議爺爺奶
奶們從「**收功操**」或「**暖身
操**」開始做起，這兩套運
動都很簡單，即使是體力
不足的老人家也能安全進
行，只要將DVD放進播放
器中，在家隨時都可以邊
看邊運動喔！

4-3
坐好月子就有好體質

▋▋➡ 鍛鍊骨盆，恢復窈窕身材

　　我現在一星期上七天課，就算再忙碌也可以維持充沛活力，這些體力並不是天生就有，而是靠長時間運動跟注重調養打下的好基礎。說了大家可能會覺得訝異，年輕時的我為了工作跟家庭時常忽略自己的健康，甚至連月子都沒有好好坐，那時的身體狀況當然也不好。

　　我在生產時因為骨盆太狹窄，胎兒無法順利通過產道，所以兩個小孩都是剖腹產，比起順產，剖腹更為耗損元氣。再加上放不下工作沒辦法靜心休養，就這樣錯失了修復身體的精華期。生產對女性來說是頭等大事，沒有好好坐月子而落下的病根最為難纏，到現在每當天氣一變冷，我的腰椎就像氣象台一樣開始發送痠痛的訊號。我是因為愛上瑜伽、持續做瑜伽，身體的傷痛才漸漸改善，雖然過程很漫長，但學會放慢腳步，面對自己的傷口，也是瑜伽教我的重要課題。

　　因為自己經歷過，所以更知道坐月子對女性來說有多重要。當肚子裡有了小孩，女性的內分泌、骨骼、免疫系統都會有很大的變

動，此時對身體來說也是最佳調整期，若能趁著坐月子的時間落實調養，體質反而會變好，原本健康方面的疑難雜症也可以獲得解決。生產完因為疲累又加上大量出汗，身體會很虛弱，要小心千萬不可受涼，就連洗手都要用溫水。此外，在生產的過程中骨盆會打開，產後推薦女性朋友做「**骨盆運動**」，鍛鍊骨盆不但能縮小臀部，恢復苗條身材，也可以預防漏尿與子宮脫垂。孩子出生之後，接下來不論是哺乳還是帶小孩都很需要體力，請好好做坐月子，為媽媽這個身分打下良好的體能基礎！

養心護肺對抗冬季憂鬱

▐▐▐➡ 運動產生腦內啡，釋放快樂幸福感

　　時序來到小雪，天氣更為陰冷晦暗，根據研究，缺乏日照會導致憂鬱，在冬天我們除了要增強體力來抵禦嚴寒，也別忽略了情緒的照顧。情緒跟身體機能有緊密的連結，倘若長期鬱鬱寡歡，恐怕會引起身體機能失調，演變為憂鬱症。憂鬱症是一種普遍存在於現代社會的心理疾病，初期會有失眠、頭痛等症狀，嚴重的話甚至會有自殺的念頭。

　　在這個節氣建議可以做「養心護肺」的運動來對抗濕冷所帶來的情緒低潮。「心」掌管人體的氣血循環，「肺」是氣體交換的重鎮，負責將新鮮的氧氣送入血液，並將廢氣排出體外。心肺功能運作順暢，新鮮的氧氣會隨著血液傳送全身，五臟六腑都能得到滋養。只要身體有好的循環，思慮自然敏捷，想法也會正面。要增強心肺功能，可以做「**弓箭步前彎後仰**」這個動作，弓箭步可鍛鍊腿部肌力，促進血液循環，後仰時胸腔開展，幫助淨化呼吸道，前彎能放鬆背部，調節自律神經系統，趕走憂鬱。運動除了能活絡氣血，還會產生一種名為腦內啡的自然化學物質，這種物質在腦中

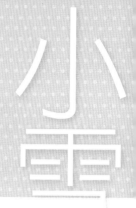

釋放快樂的訊息，讓人有幸福的感覺，可說是人體天然的「百憂解」。

現代人不論天氣冷熱，經常待在空調房中，密閉的室內充斥著混濁的空氣，待久了可能會缺氧，建議大家要留一扇窗保持空氣對流。呼吸新鮮空氣可以放鬆心情，太依賴冷暖氣身體會漸漸喪失調節體溫的能力，時常接觸自然溫度，自律神經才可正常發揮功能，神經系統穩定，憂鬱的情緒也能一掃而空。

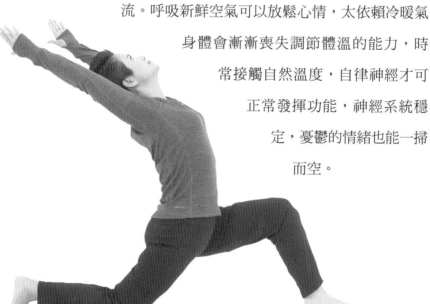

4-5
加強下肢肌力，健康又性福

▌▌▶ 能走就不要站，能站就不要坐

　　記得當年剛核准威爾鋼進口時曾造成搶購熱潮，甚至賣到缺貨，這恐怕代表著男性勃起功能障礙並非罕見的問題。40-60多歲的中壯年本該是身體最強健的時期，但因為工作壓力大，再加上交際應酬時抽菸、喝酒都免不了，許多人會有雄風難振的困擾。

　　陰莖是個血管器官，需要依賴大量血液灌入海綿體才能膨脹跟維持硬度，倘若因為末梢血管堵塞，或是受心血管疾病的影響，流入陰莖內的血液不足，勃起功能就會出現障礙。既然充血量的多寡是勃起的關鍵，不論是為了健康還是為了男性尊嚴，請男性朋友積極運動來促進全身血液循環！

　　要改善血液循環不良的問題，當然不可忽略腿部肌肉，尤其現在的工作型態以久坐為主，腿腳越來越沒力，少了腿部肌力幫忙將血液打回上半身，單靠心臟來帶動全身血流，結果就是心有餘而力不足。做強化下肢跟腰腹部的運動，對於促進血液循環很有幫助。將雙腳打開下蹲，可以強化大腿肌力，並能提升生殖泌尿系統的功能，幫助賀爾蒙腺體平衡。運動的本質就是活動身體，建議大家在

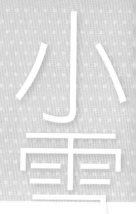
日常生活中要把握運動的機會，能爬樓梯時就不要搭電梯，在通勤的路上或是走到停車場時，收緊腹部大步地向前邁進，就能有效鍛鍊下半身的肌力。

　　最後，要提醒有相關困擾的男性朋友，千萬別私自購買傳說中效果不錯的壯陽藥。坊間私藥成分不明，吃了對身體有害無益，而且勃起障礙有可能是其他疾病所引起的，建議還是要就醫，請專業的醫師協助解決問題。

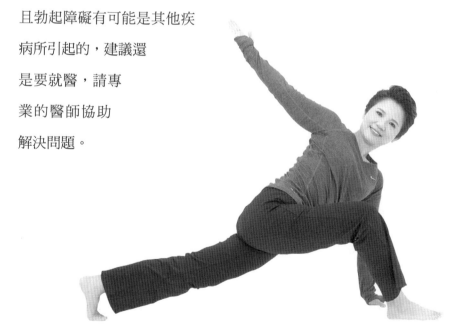

4-6
低頭族小心手臂肩頸痠痛上身
▓➡ 正確快走解除僵硬，健康加分

　　平時我會利用課與課之間的休息時間去健身房運動，發現許多人喜歡邊使用跑步機邊滑手機。這個動作非常危險，跑步機的跑帶不斷轉動，雙腳必須配合跑步機的速度移動，若是眼睛盯著手機螢幕，一個閃神，跌倒的意外就會發生。

　　正確的快走姿勢應該為，收緊腹部，身體挺胸筆直，雙眼直視前方，擺動手肘來帶動肩關節的活動。隨著步伐輕鬆擺動身體，不但能讓肩膀、前胸、手臂、肩關節的肌肉放鬆，還可以啟動位於腋窩、肘窩的淋巴排毒功能，光是認真快走就有很好的保健效果。運動時請把注意力放在自己身上，除了預防因為心不在焉而產生的運動傷害，趁著運動時觀察自己的呼吸跟姿勢是否正確，確認身心靈的狀態，是一個認識自己身體的好機會。

　　從一開始的例子來看，連運動時都捨不得放下手機，可見現代人有多依賴3C商品。滑手機的姿勢會讓肩頸肌肉緊繃，隨著低頭族越來越多，肩頸、手臂痠痛也成為現代人的通病。冬天因為天氣變冷的關係，肌肉僵硬，血液循環也會變慢，痠痛往往更加嚴重。

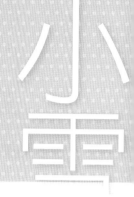

這時候建議做肩頸、手臂的伸展運動，藉著簡單的伸展啟動肌肉的修復機制，將堆積在身體裡的乳酸排出，伸展完畢你會感到一股舒暢。伸展的動作要緩慢，當伸展到肌肉微微緊繃時，可以稍作停頓，讓放鬆更為徹底。人體有許多重要的經絡，像是心經、小腸經、大腸經等，循行時都經過手臂，不論是藉著伸展、按摩，或是在快走時的擺動，均可促進經絡氣血暢通，對全身健康有加分的效果！

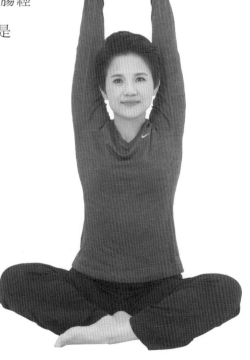

4-7
天寒預防老年人中風

⮞ 伸展運動或站姿體操保養心血管

　　時序來到大雪，冷氣團開始一波波報到。天氣寒冷心血管容易出問題，到了冬天一定要注意保養。人體血管遇到低溫會產生收縮，血壓上升，中風的機率就提高，尤其有三高症狀的老人家，在這個節氣一定要加強保暖。

　　我的母親是位高血壓患者，為了保護她的心血管，每到冬天我不免要立下很多「規矩」，從睡覺到起床無一馬虎。晚上睡覺時要穿薄薄的襪子暖腳，早上起床更要小心，醒來時別馬上起身，先在床上活動手腳，等完全清醒後再慢慢側身起床。飲食上要清淡少鹽。運動也很重要，如果都不動的話，身體會衰退並且很容易變胖，脂肪又加重心血管的負擔，所以我都鼓勵老人家要多運動。不論是簡單的站姿體操還是緩和的伸展，可以增加血管的彈性，還能養出肌肉促進血液循環。這些看起來好像很繁瑣，但只要養成習慣一點也不麻煩，老媽一向很配合地照做。因為生活中非常小心注意，並定期到醫院檢查，遵照醫囑用藥，所以雖然有高血壓的問題，過去20年來母親每天都很平安健康。

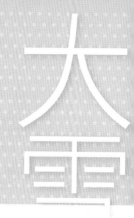

只是不論再怎麼小心也難保中風不會突然發生，為了把握送醫的黃金期，分享一個簡單的口訣FAST：F就是Face（臉），觀察五官有沒有歪斜；A就是Arm（手臂），確認兩手是否可以平舉；S為Speech（說話），看看說話會不會大舌頭；最後的T代表Time（時間），意思是若有以上症狀，不要拖延，馬上就醫。真的很好記，為了摯愛家人的健康，快把這套口訣牢記在心喔！

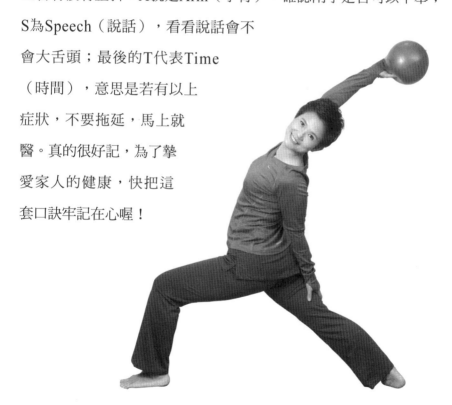

4-8
別讓掉髮與白髮減損青春色彩
⫸ 不熬夜，鍛鍊腿肌提升元氣

　　許多人年紀輕輕就有嚴重的落髮跟少年白，看起來好憔悴，在中醫的概念中，髮質其實反應了腎跟肝的健康狀態，只要五臟六腑的機能平衡，擁有一頭烏黑亮麗的秀髮並不難，甚至連禿頭的煩惱都可以解決！

　　中醫認為，肝藏血，腎藏精，藏在我們腎與肝中的精血，是人體能量的根源，能幫助滋養頭髮。簡單來說，頭髮就像植物一樣，有營養的土壤供應養分才能健康生長，而提供頭髮養分的器官就是肝跟腎。冬季的養生重點在藏，是儲存精力的最好時機，趁著大雪節氣來加強肝腎的保養，精血充足，頭髮才會健康。

　　要養肝補腎，首先是千萬不要熬夜，熬夜的壞處很多，其中一項就是會妨礙身體啟動自我修復的機能。心情要保持平和，情緒起伏過大會影響到肝臟功能。飲食方面，黑色的食物可以入腎，多吃黑豆、黑木耳、黑芝麻等不但有益腎臟，也可以改善白頭髮的問題。加強腿部訓練能夠提升身體元氣，做瑜伽中的「**天秤式**」來伸展腿內側的肌群；做「**跪姿弓箭步**」可以鍛鍊腿前側的肌肉，讓下

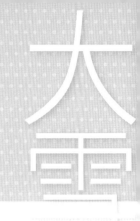

肢血液循環更順暢。按摩頭頂的百會穴有助於紓解焦慮，可以改善情緒性的掉髮。在洗頭時，趁機用指腹推壓頭皮，或是一邊擦頭髮一邊用毛巾按摩頭皮，對於促進頭皮的新陳代謝、改善掉髮也很有幫助。

其實頭髮本來就會因為自然老化而脫落，就算覺得自己有落髮的情形，每天掉一百根都在正常的範圍。倘若你的落髮量是兩百根以上，那就是身體在提醒你，精力跟氣血都不足了，要在生活中好好實踐「養肝補腎」的養生守則。

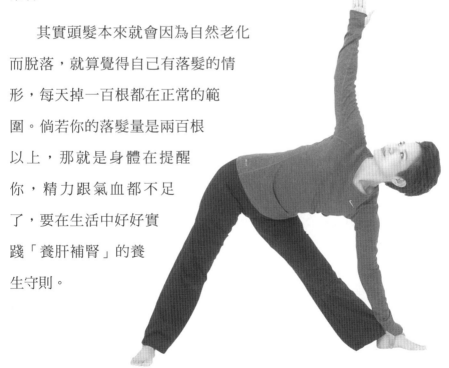

4-9
小產也要坐月子

▉➡ 從身到心，好好靜養；從飲食到運動，認真調理

母親產下我時，老爸因為終於盼到夢寐以求的女兒，還特別找人來幫母親坐月子，據說這可是連生兒子都沒有的待遇呢！每個人出生來到世上，跟自己的父母成為一家人，都需要很深的緣分，畢竟世事無常，即使是滿心期盼的新生命，也不一定可以順利降臨，小產就是這麼令人遺憾的一件事。

小產對於女性來說，不論是心理還是生理都會造成很大影響。中醫認為，自然分娩就像果實成熟，瓜熟蒂落一般，小產則像摘採還沒有成熟的瓜果，表面看起來雖不如大產那樣氣血大虧，其實對身體造成不小的損傷。小產後，不論是內分泌或是子宮機能都會失調，若是沒有坐月子將受傷的身體調補回來，體質會變得比較虛弱，甚至有可能變為習慣性流產。

小產後的護理跟生產完的坐月子很相似，至少需要休養一個月的時間。以四週來看，前兩週的目標是讓身體徹底休息，要盡可能躺在床上，尤其是第一週，上班族最好請假在家好好靜養。等身體休養夠了，就可以進入下一個階段，利用食補跟體補來增強體力。

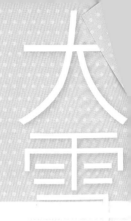
此時可以開始吃一些營養價值高的食物，用食物幫助身體恢復元氣。運動方面，則可依據自己的體能狀況，做一些適當的骨盆運動，活化代謝，幫助身體恢復元氣。小產後寒邪容易入侵身體，輕則引起婦科疾病，嚴重的話還會影響受孕的能力，為了下一次生育，請一定要注意保暖。

面對小產，雖然生命的消逝讓人很傷心，請不要氣餒，一定要好好照顧自己的心情跟身體，相信不久後，與妳有緣分的孩子一定就會到來！

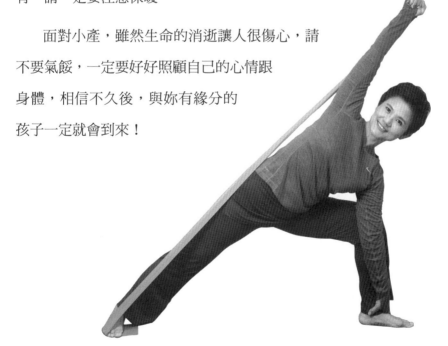

冬至進補，補回精氣神

⟫➡ 食補與體補雙管齊下，中庸之道最養生

冬至是一年中夜晚最長、陰氣最旺的一日，在養生觀念中，是一個非常重要的節氣。過了這天陽氣將開始回升，歷代養生家都強調，在這個陰陽轉換的日子調補身體，效果會特別好。

每當看到學生們因為工作忙得團團轉，我都很想替大家好好補身體。壓力、三餐不定、熬夜都會耗損身體的能量，長久下來，人會一直處在很疲倦的狀態，怎麼睡也睡不飽，老是覺得很累，這是因為不當的生活模式已經透支了體內的精力。中醫說「精能生氣，氣能生神」，想要回復活力，就得用食補跟體補兩種方式，把精氣神給補回來。

大體上來說，當天氣變冷時，可以吃一些高營養價值的食物來補充熱量，但要注意別補過頭。由於每個人的狀況不同，像燥熱跟虛寒這兩種體質所需要的食物就有很大差別，不可盲目亂補。最安全的方式是請教中醫師，請醫師依據個人體質來推薦食補的項目。

體補就是運動，在這個節氣可以做收錄在DVD中的「**暖身操**」伸展全身。工作一整天後，動一動可以促進血液循環並消除疲勞。

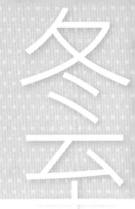

運動雖然對身體很好，但不可以一下子就強迫身體做長時間的劇烈運動。有學生問我可不可以連續上兩堂瑜伽課，我的建議是最好不要，連上兩堂會耗氣，第一堂所提升的元氣與活力，在第二堂就被消耗掉了，而且晚上運動若是強度過大，還會因為精神亢奮影響睡眠。再好的東西只要過量都會對身體造成負擔，凡事要懂得依據個人狀況適可而止，就像儒家所說的中庸之道，這也是中醫強調的養生原則。

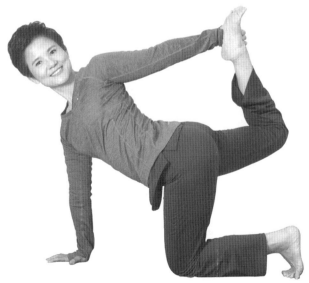

4-11
壓力太大小心過勞肥
▓▶ 積極運動，瘦身兼紓壓

　　有一次我發現家中一個許久沒用的抽屜，打開一看，裡面都是大尺碼的女裝褲，有L、XL，甚至還有XXL，疑惑了一下才想起來，這居然是我以前穿的褲子。是的，在接觸瑜伽之前，為了工作與家庭我每天都忙得不得了，忙到體重一直居高不下。

　　大家或許會覺得奇怪，忙碌不是會消耗體力，怎麼越忙越胖？不同於從前需要付出大量勞力的農業社會，現在的生活方式不會消耗太多體力，增加的反而是精神上的壓力。每天都有好多事情要完成，壓力、飲食不當、熬夜都會造成荷爾蒙失調，讓食慾大增。許多人壓力一大就喜歡吃零食跟消夜紓壓，再加上久坐在辦公室內，代謝不佳，脂肪囤積在體內無處消耗。到今天「過勞肥」已成為一個專有名詞，是很多上班族都會面臨的狀況。

　　現在回想當初的自己應該就是過勞肥的患者。那時因為太胖了，不但對自己的外型很自卑，連健康都出狀況，走路心臟會痛，下肢也出現靜脈曲張，而改變的契機就是瑜伽！一開始接觸瑜伽並不是想減肥，只是覺得徹底運動過後身體很放鬆，可以改善讓我困

順著節氣來塑身

擾不已的失眠，但在連續九個月，每天90分鐘的瑜伽練習後，我紮紮實實地瘦了12公斤。

運動不但可以瘦身，還能釋放壓力，讓身與心均有所提升，對於因壓力而導致的過勞肥可說是最佳解藥。在冬至這天，隨著天氣變冷，身體新陳代謝跟著下降，鮪魚肚也容易越變越大，累積在內臟的脂肪會增加心血管疾病的風險，對健康危害甚深。在這個節氣加強腰腹運動，將腹部的脂肪跟壓力一同燃燒殆盡吧！

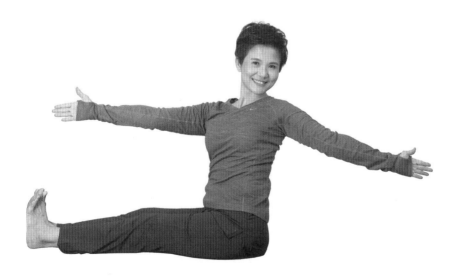

4-12
女性生理期的保養守則

ⅢⅢ➡ 勤做骨盆運動，改善各種不適

　　從小就被教導，生理期像坐月子一樣重要，隨著瘀血排出，新血生成，每次生理期都是一次除舊布新的好機會！如同坐月子最重要的事情是保暖，月經來時也要小心別受涼，在這段時間好好照顧身體，等於替自己打下了健康美麗的基礎。

　　很多女性都有嚴重的生理痛，生理期間下腹部痙攣，甚至會痛到無法起身，有學生問我運動能夠改善生理痛嗎？我經常告訴女性學員，濕冷是子宮的大敵，尤其在又濕又冷的冬天更不能吃冰品，就算冬季口味限定的霜淇淋再怎麼可口誘人，也不要輕易屈服。寒冷會使血管收縮，排經不順，子宮內膜不能順利剝落，這就是導致生理痛的原因之一。平時要養成保暖的習慣，喝溫開水，穿衣服小心腹部一帶不要露出。在生理期間可以利用暖暖包溫暖腹部，或是將雙手搓熱用掌心按摩下腹腔，以減輕不舒服的症狀。

　　關於生理期還有一點也很重要，那就是我們的「骨盆」。現在女性因為喜歡穿高跟鞋再加上有翹腳的習慣，許多人出現骨盆歪斜的問題。骨盆歪斜會影響下半身的循環，還會壓迫到周邊的神經

叢，造成子宮過度收縮而導致生理痛。做骨盆運動可以矯正骨盆角度，舒緩下腹部的肌肉與神經，使骨盆腔內的血液循環順暢，女性朋友們可以把骨盆運動當作日常的保健，一個星期做三次效果會更好。也有人問，生理期的時候可以做瑜伽嗎？這要看每個人的狀況，倘若覺得體力可以負荷那就沒關係，只是要避免倒立這個動作，以免經血殘留在骨盆腔內，對身體反而造成負擔。

冬季運動小叮嚀

▓▶ 洋蔥式穿衣法,暖身一定不可少

　　小寒是倒數第二個節氣,一年慢慢進入尾聲,天氣寒冷,當感到身體冰冷僵硬時,站起來活動一下四肢或是搓搓手掌,都能幫助身體暖和。可別小看搓搓手這個小動作,搓手可以促進雙手的血液循環,長時間待在戶外時還能預防手掌龜裂長凍瘡,若用搓熱的雙掌按摩冰冷的地方,可以改善不適。

　　在這個時節還要提醒一下冬季運動的注意事項,以避免運動傷害。首先是在做任何種類的運動前一定都要暖身。氣溫降低,血液循環的速度會比較緩慢,肌肉、關節、韌帶容易變得僵硬,利用和緩的伸展來促進血液循環,讓身體熱起來、恢復彈性之後,運動起來才不會受傷。再來是運動時的穿著,若是穿得太厚會透氣不良,穿得太少吹到冷風又容易感冒,建議用洋蔥式的穿法,一開始先多穿幾件,再依據自己熱身跟流汗的程度加減衣物。衣服要選擇方便活動身體,而且保暖、吸汗的材質。只要注意暖身與適當的穿著,即使寒流來襲,也能安心自在地活動身體。

　　小寒也是進補的好時機,但吃太鹹會造成心臟與血管的負擔,

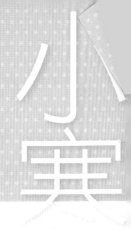

根據研究高血壓、動脈硬化、中風等疾病都和高鈉有關。清淡飲食是保護心血管的第一要務，不過度烹煮也不放太多調味料，所呈現的幾乎是食物原本的滋味。小時候父親曾問我，一粒米要經過多少手續才會變成碗中的白飯？答案是八十八，因為米可以拆成八十八三個字。當然這是一個誇大的數字，背後的用意是在教導我，就算一粒米也要好好珍惜。就從細嚼每一口飯開始，放慢吃飯的速度，專注口中的食物，你會發現米飯真的是越嚼越香！天然食物自有風味，發現到這一點後，相信就不會留戀人工添加品了。

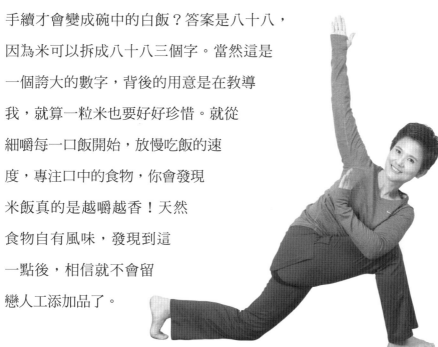

4-14
守護女性更年期
➟ 認真運動，雕塑體態，喚回年輕風采

　　「莫名覺得好累，情緒也很煩躁」、「睡到半夜渾身都在冒汗」，40-60歲的姊妹們，倘若有以上症狀，這代表更年期已經到了。過了一定的年紀，辛勞大半生的身體會開始進入休息狀態，卵巢功能退化，女性荷爾蒙減少，導致許多不舒服的症狀產生。經期也變得不穩定，量越來越少直到完全停經為止，到此時女性身體的生育任務也就結束了。

　　每到冬天更年期的症狀會更為明顯，為了舒緩不適，可以利用天然的食物來補充賀爾蒙，像豆類製品能提供植物性雌激素，因為情緒比較不穩定，也可以吃一些富含維生素B的食物來安定神經。停經後會有發胖、骨質加速流失的問題，所以年紀大了容易全身鬆垮垮，連腰都直不起來，不過請大家放心，只要認真運動，藉著鍛鍊肌力還是能夠找回緊實身材。尤其是有強壯肌肉群的地方，把肌肉練起來可以保護骨骼、刺激骨質量的生成，能夠有效預防骨質疏鬆症。每週3-5次，每次運動30分鐘以上，只要維持這個頻率，妳一定可以擁有腰椎挺直、臀部緊翹的姿態，體能甚至會比年輕時更

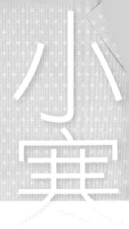

好、更有活力。

　　許多人到了更年期會自我懷疑，是不是失去生育能力就等於失去價值了？當然不是！更年期只是人生的另一個階段，身體隨著年齡的轉變，就像大自然中的節氣變化一樣自然。女人年輕的時候為了家庭透支體力與精神，直到進入中年後，孩子也都大了，終於能將注意力放在自己身上。進入更年期的女性要更愛惜自己的身體，還可以思考有沒有未實現的夢想，只要用心經營，人生的下半場一樣可以很精采豐富！

4-15
保暖雙腳冬天不感冒

▯▶ 強健下肢，增進腿力，睡前泡腳，抵抗力升級

　　大寒是一年中最後一個節氣，冬季即將進入尾聲，在一波波的寒流侵襲下，為了抵禦低溫大家會把全身裹得緊緊的，這時別忘記也要保暖雙腳！俗話說「寒從腳底起」，在寒冬中若是赤腳踩在地板上很容易感冒。

　　雙腳是全身上下離心臟最遠的部位，它擔負著「將肢端的血液打回心臟」這個重責大任。倘若因為低溫而導致下肢的血液回流不順，細胞新陳代謝變差，抵抗力自然就會下降。所以要記得，冬天即使在屋子裡也要穿室內拖鞋，或是穿雙襪子保暖效果會更好。在這個時節要做強化下肢的運動，只要把腿部的肌肉練起來，血液循環就會變得暢通，身體便有力氣抵抗病毒跟寒冷的天氣。除此之外，平時多走一點路，爬爬樓梯，早一站下車步行到目的地，都是鍛鍊腿力的好機會。

　　「睡前洗腳，賽吃補藥」，足浴也是促進腿部血液循環的好方法。我自己很喜歡在洗澡時順便泡腳，方法很簡單，只要將腳放入略高於體溫的熱水中，注意水要過腳踝，再用手反覆搓揉雙腳到發

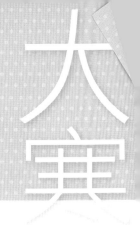

熱的地步就完成了。腿部是身體許多重要經絡的匯集處，而且腳底的穴道對應著全身器官，一邊泡腳一邊搓揉就等於將全身都按摩了一遍，泡完後可以消除一天的疲勞，並能活絡免疫系統。

　　泡腳時可以在水中放一些生薑或辣椒水，有祛寒排濕的效果。在中醫的觀念裡，冬天常見的感冒、流鼻水就是寒氣與濕氣在作怪，所以睡前泡泡腳也是改善過敏跟預防風寒的好方法。在寒冷的冬夜裡，將雙腳泡得暖暖的再進入被窩中，會睡得更香甜喔！

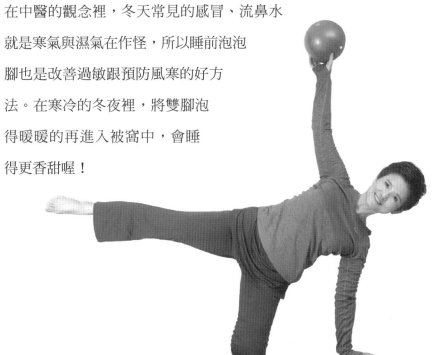

當免疫系統開始攻打自己

▌➡ 柔軟伸展，減輕疼痛；放慢步調，養成運動好習慣

　　這兩年來，在我的學生中開始出現了類風濕性關節炎、僵直性脊椎炎等自體免疫疾病。根據研究，遺傳因子跟生活環境都是誘發疾病的原因，我的心中頓時出現了好多問號，是現在的生活模式與飲食習慣導致我們的免疫系統變得混亂嗎？

　　所謂的自體免疫疾病，簡單來說，就是身體的免疫軍團將人體內的細胞誤認為侵略者，而開始攻打原本健康的組織。類風濕性關節炎會侵襲雙手的關節，僵直性脊椎炎則發生在背部跟下腰處，這兩種疾病都會導致關節發炎，引起嚴重的疼痛，發作時甚至會痛到晚上睡不著。為了保持關節的活動度，建議可以做一些柔軟全身關節的伸展操，有些人以為患病後要多休息，盡量不要活動身體，其實動一動可以增加組織的彈性，對於減輕疼痛會有幫助。只是患者的身體畢竟比較脆弱，請不要勉強做超出自己能夠負荷的運動。

　　壓力也有可能導致自體免疫疾病的發生。有位患病的學生跟我說，在生病前她是一位完美主義者，容易焦慮緊張，反而是在生病後才學著放慢自己的步調，更重要的是養成了運動的好習慣。她

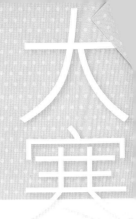

說：「我從手術室出來後，想到的第一件事情就是好想趕快來找金子老師做運動！每次運動就像在跟自己的身體做深度對談，隨著越來越了解自己的身體，自信跟體力都會提升，覺得自己一定可以突破難關！」

　　免疫系統疾病非常複雜，一旦發生了就是場艱辛的長期抗戰，但只要遵照醫生的指示治療，再搭配運動保養，一定會有很大的進步空間！

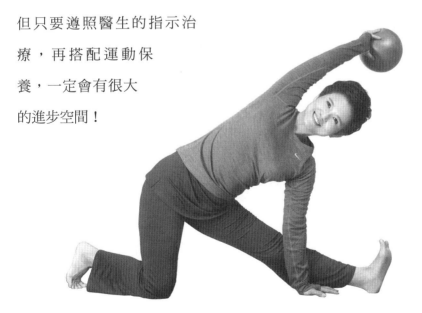

顧好腸胃迎新年

▬▶ 深緩呼吸等於靜態伸展，穩定消化系統

　　大寒這個節氣，可說是一整年中最有口福的時間了，尾牙吃大餐，農曆春節將至，糕點禮盒、各式零嘴開始上市，還有各種用來進補的養生食品，大吃大喝之下，我們的消化系統只好日夜加班、超時工作，小心腸胃因為吃不消而宣告罷工。

　　少了消化器官幫忙，身體就無法將食物轉化為能量，所以在這個節氣要提醒大家，別只顧著大飽口福，也要多關照辛勤工作的消化系統。吃太飽、吃太快、吃飯不專心都會造成腸胃負擔。在我家為了讓全家人都可以專心吃飯，餐桌旁是不放電視機的。所謂吃飯皇帝大，心不在焉容易囫圇吞棗，用餐時應把注意力放在食物上，每一口都細嚼慢嚥，讓食物更容易消化。冬天吃火鍋許多人會搭配汽水與果汁等冰飲，但冷熱交替會刺激腸胃造成消化不良，應盡量改掉這個習慣。

　　精神情緒也是決定消化機能是否正常運作的重要關鍵。當我們緊張或憤怒時，胃部緊縮，胃液也會停止分泌，這時乾脆就先別吃了，等到情緒穩定下來再用餐會比較好。控制呼吸的次數跟速度也

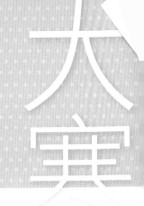

可以幫助穩定消化機能，這是因為腸胃是經由迷走神經與大腦連結，迷走神經遍布於人體的呼吸、心血管與消化系統之中，每一次的呼吸都會藉由迷走神經同時感應在腹部跟大腦。在睡前搭配深緩呼吸做靜態伸展，不但可以消除一天下來的疲勞、有助於睡眠，還能放鬆消化系統，幫助腸胃蠕動，舒緩腹脹等不適症狀。顧好腸胃身體才有辦法吸收必須的營養素，讓我們在寒冬最後一個節氣，將身體機能照顧好，儲存體力，做好萬全準備迎接來年的春天！

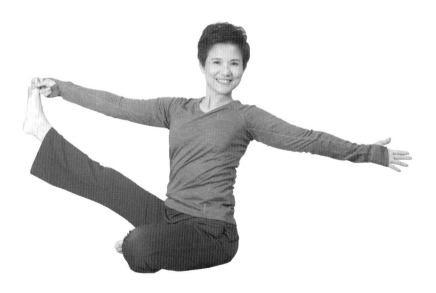

國家圖書館出版品預行編目（CIP）資料

順著節氣來塑身：結合瑜伽、皮拉提斯、墊上運動的養生
健美操／金子老師著 . -- 初版 . -- 臺北市：
商周，城邦文化出版：家庭傳媒城邦分公司發行，
2015.03
面； 公分
ISBN 978-986-272-746-1（附數位影音光碟）

1. 運動健康 2. 塑身

411.71 104001347

順著節氣來塑身

結合瑜伽、皮拉提斯、墊上運動的養生健美操

作　　　者／	金子老師
撰　　　文／	王瓊苹
責 任 編 輯／	程鳳儀
版　　　權／	翁靜如、林心紅
行 銷 業 務／	莊晏青、何學文
總 經 理／	彭之琬
發 行 人／	何飛鵬
法 律 顧 問／	台英國際商務法律事務所　羅明通律師
出　　　版／	商周出版

城邦文化事業股份有限公司
台北市中山區民生東路二段141號9樓
電話：(02) 2500-7008　傳真：(02) 2500-7759
E-mail：bwp.service@cite.com.tw

發　　　行／英屬蓋曼群島商家庭傳媒股份有限公司城邦分公司
聯 絡 地 址／台北市中山區民生東路二段141號2樓
書虫客服專線：(02)2500-7718；(02)2500-7719
24小時傳真專線：(02)2500-1990；(02)2500-1991
服務時間：週一至週五上午09:30-12:00；下午13:30-17:00
郵撥帳號：19863813　戶名：書虫股份有限公司
讀者服務信箱E-mail：service@readingclub.com.tw
城邦讀書花園www.cite.com.tw

香港發行所／城邦（香港）出版集團有限公司
香港灣仔駱克道193號東超商業中心1樓
電話：(852) 25086231　傳真：(852) 25789337
E-mail：hkcite@biznetvigator.com

馬新發行所／城邦（馬新）出版集團【Cite (M) Sdn. Bhd】
41, Jalan Radin Anum, Bandar Baru Sri Petaling,
57000 Kuala Lumpur, Malaysia.
電話：(603) 90578822　傳真：(603) 90576622
E-mail：cite@cite.com.my

封 面 設 計／	徐璽工作室
影 片 製 作／	四方行影像整合股份有限公司
電 腦 排 版／	唯翔工作室
印　　　刷／	韋懋實業有限公司
總 經 銷／	高見文化行銷股份有限公司

電話：(02)2668-9005　傳真：(02)2668-9790

■2015年3月24日初版　　　　　　　　　　　　　Printed in Taiwan

定價／520元

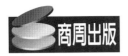
- -

請沿虛線對摺，謝謝！

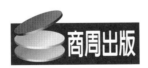

書號：BH6009　　　　書名：順著節氣來塑身

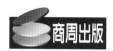

讀者回函卡

感謝您購買我們出版的書籍！請費心填寫此回函卡，我們將不定期寄上城邦集團最新的出版訊息。

不定期好禮相贈！
立即加入：商周出版
Facebook 粉絲團

姓名：＿＿＿＿＿＿＿＿＿＿＿＿＿＿＿＿＿ 性別：□男　□女

生日：西元＿＿＿＿＿＿＿年＿＿＿＿＿月＿＿＿＿＿日

地址：＿＿＿＿＿＿＿＿＿＿＿＿＿＿＿＿＿＿＿＿＿＿＿

聯絡電話：＿＿＿＿＿＿＿＿＿＿　傳真：＿＿＿＿＿＿＿

E-mail：＿＿＿＿＿＿＿＿＿＿＿＿＿＿＿＿＿＿＿＿＿＿

學歷：□ 1. 小學 □ 2. 國中 □ 3. 高中 □ 4. 大學 □ 5. 研究所以上

職業：□ 1. 學生 □ 2. 軍公教 □ 3. 服務 □ 4. 金融 □ 5. 製造 □ 6. 資訊

　　　□ 7. 傳播 □ 8. 自由業 □ 9. 農漁牧 □ 10. 家管 □ 11. 退休

　　　□ 12. 其他＿＿＿＿＿＿＿＿＿＿＿＿＿＿＿＿＿＿

您從何種方式得知本書消息？

　　　□ 1. 書店 □ 2. 網路 □ 3. 報紙 □ 4. 雜誌 □ 5. 廣播 □ 6. 電視

　　　□ 7. 親友推薦 □ 8. 其他＿＿＿＿＿＿＿＿＿＿＿＿＿

您通常以何種方式購書？

　　　□ 1. 書店 □ 2. 網路 □ 3. 傳真訂購 □ 4. 郵局劃撥 □ 5. 其他＿＿＿

您喜歡閱讀那些類別的書籍？

　　　□ 1. 財經商業 □ 2. 自然科學 □ 3. 歷史 □ 4. 法律 □ 5. 文學

　　　□ 6. 休閒旅遊 □ 7. 小說 □ 8. 人物傳記 □ 9. 生活、勵志 □ 10. 其他

對我們的建議：＿＿＿＿＿＿＿＿＿＿＿＿＿＿＿＿＿＿＿＿

＿＿＿＿＿＿＿＿＿＿＿＿＿＿＿＿＿＿＿＿＿＿＿＿＿＿＿＿

＿＿＿＿＿＿＿＿＿＿＿＿＿＿＿＿＿＿＿＿＿＿＿＿＿＿＿＿